図解で改善!

ズボラでもラクラク!

飲んでも食べても 中性脂肪 コレステロールが みるみる下がる!

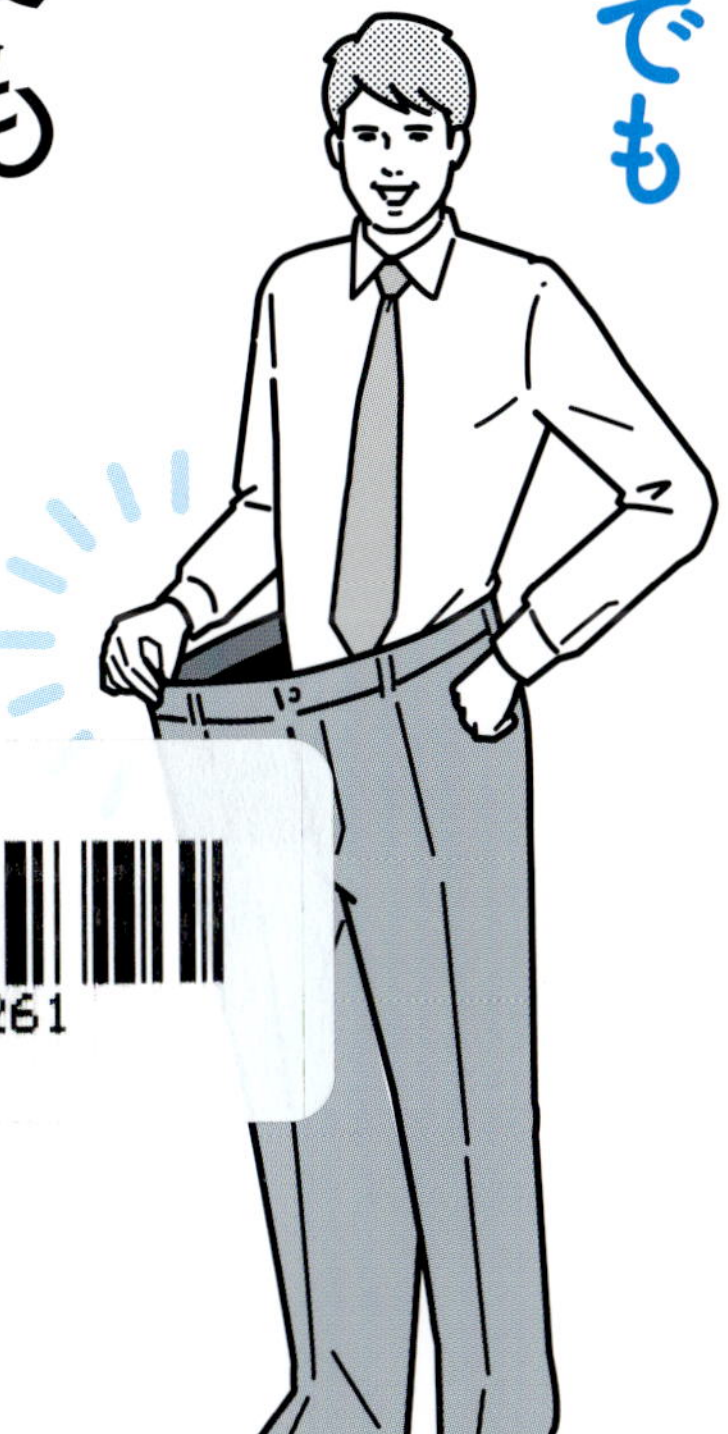

医学博士／品川イーストワンメディカルクリニック院長
板倉弘重

三笠書房

はじめに

ズボラにのんびりやっていくほうが、うまくいくことがある

「運動」や「食事制限」は、誰もが一度はチャレンジしてみるけれど、
9割の人が挫折してしまいます。
当然です。つらいのですから。
ならば、「ズボラでも一生ラクに続けられる、気持ちいい方法」が一番！

なぜ中性脂肪値を気にしたほうがいいのか？
健康になる食べ方とは？
ズボラでもラクラク！　本書で賢く効率よく
パワーあふれる体に変えていきましょう。

板倉 弘重

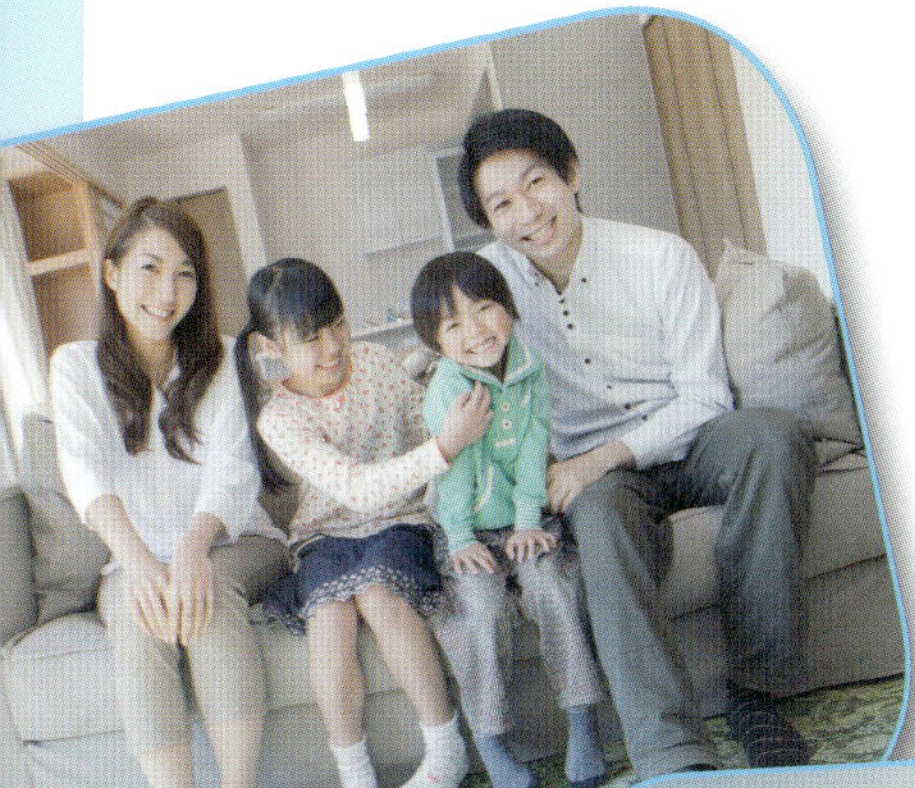

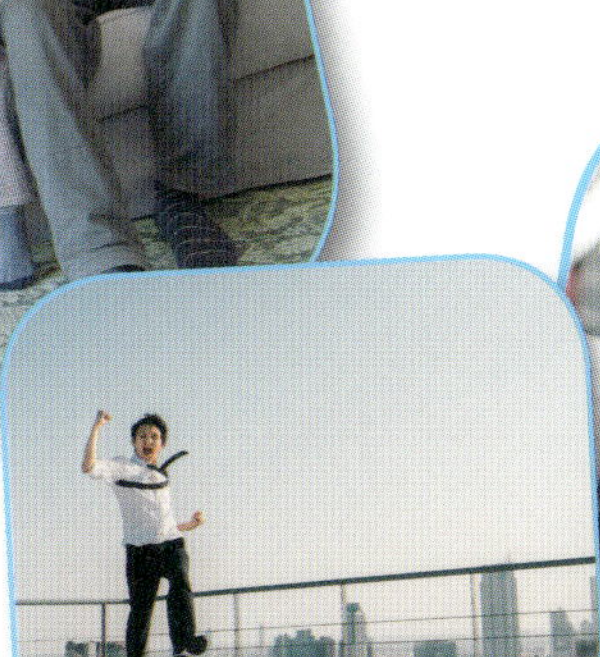

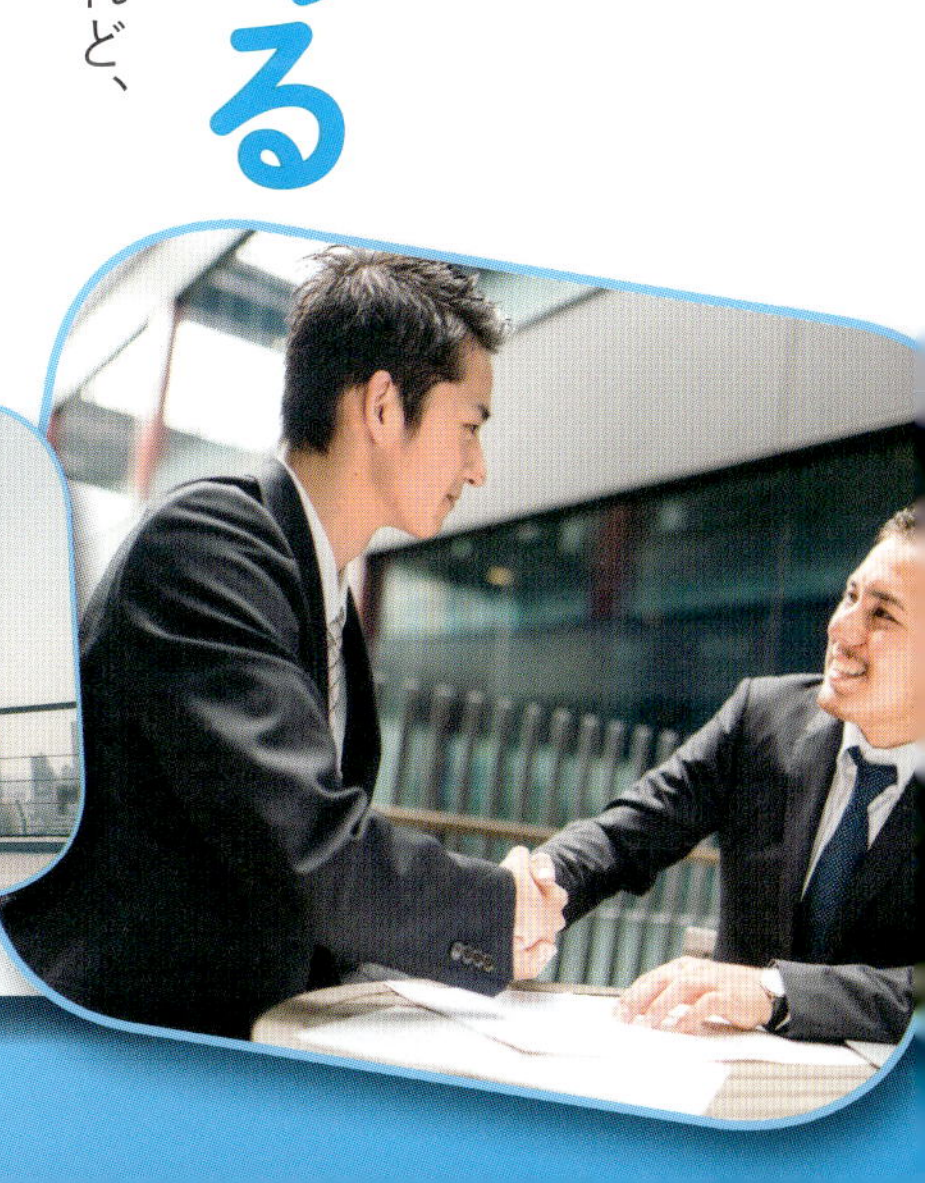

チェック項目が5つ以上の人に贈る最高の方法！

さて、さっそくあなたの健康状態を自覚していただくためのチェックリストをご用意しました。

まずは該当する項目にチェックを入れて、ドッキリ、ビックリしてください。

結論からいうと、5つ以上チェックがついた人は、どれでもいいから今すぐ本書のメソッドを実践したほうがいいでしょう。

その理由は……（4ページへ！）

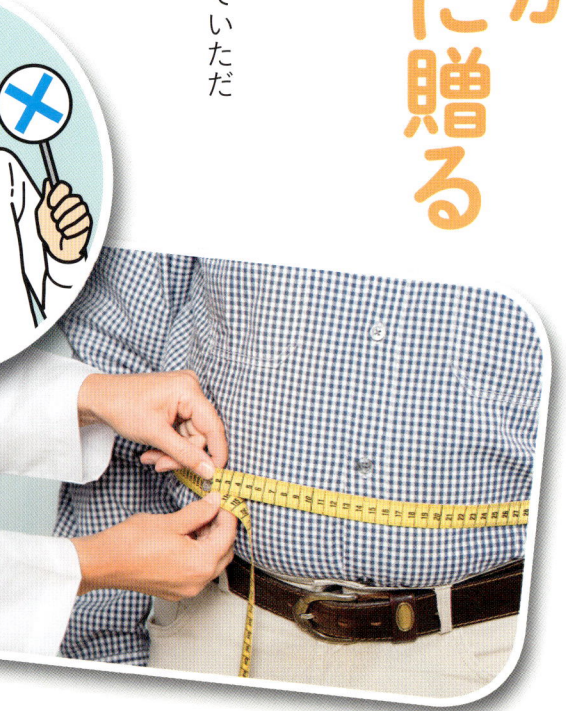

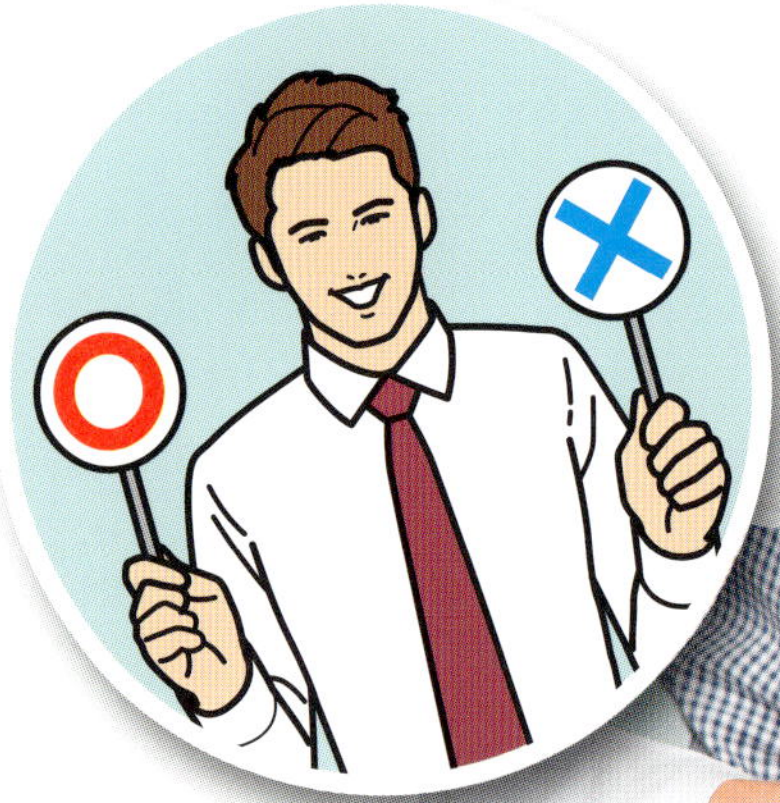

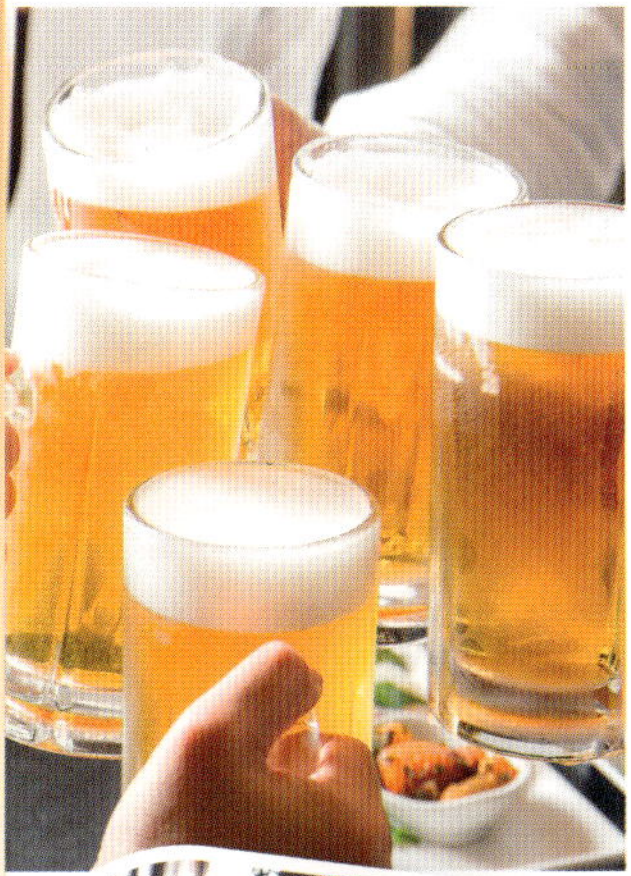

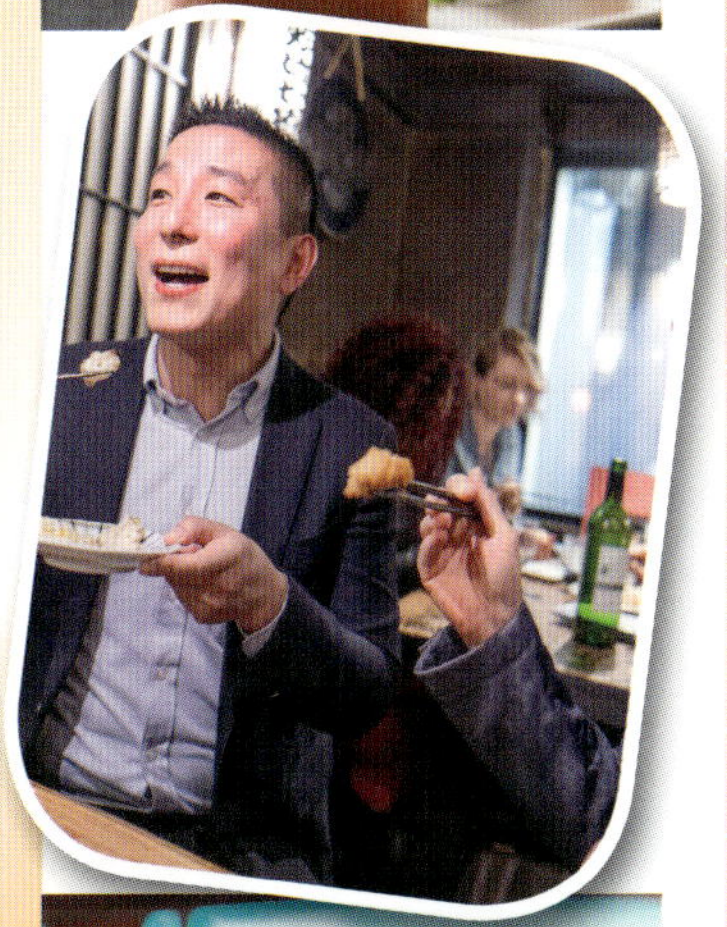

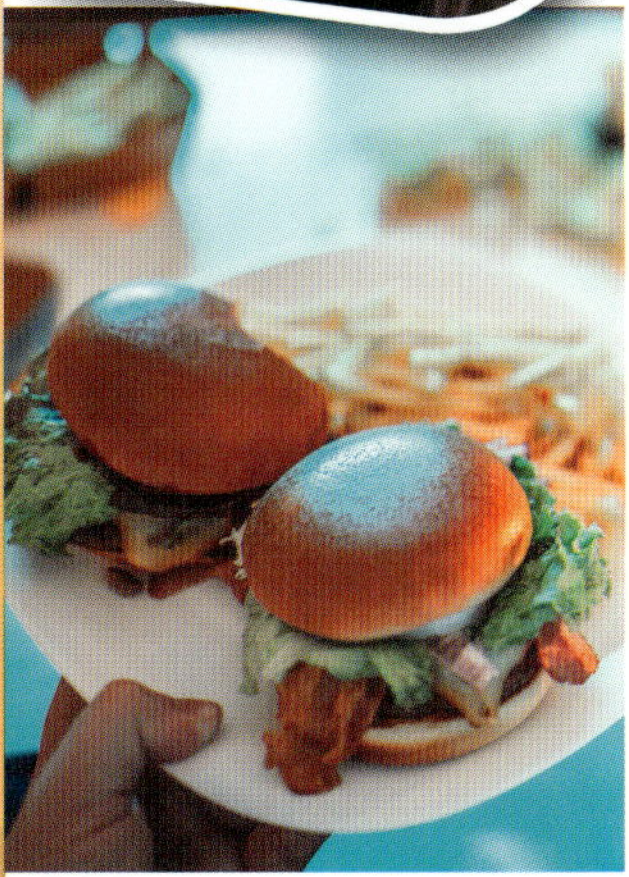

脂質異常症の危険度チェックリスト

- 年齢が40歳以上である。
- 豚バラ肉、レバー、たらこ、するめが好き。
- 夕食を夜10時以降に食べることが多い。
- 満腹になるまで食べることが多い。
- お酒を飲んで酔うことが週に３回以上ある。
- 甘いお菓子などを間食する習慣がある。
- 海藻、こんにゃく、きのこはあまり食べない。
- 清涼飲料水や缶コーヒーをよく飲む。
- お腹まわりに脂肪がつき始めた。
- 運動をする習慣がない。
- エスカレーターやエレベーターがあれば、必ず乗る。
- 仕事や人間関係でストレスを感じることがある。
- 睡眠時間が平均６時間以下である。
- たばこを吸う。
- 家族や親せきに脂質異常症の人がいる。
- １km以上歩くのは億劫だと感じる。
- 朝食を食べないことが多い。
- 血圧が高い、あるいは血糖値が高い。
- 住まい、または職場が空気の悪いところにある。
- 食事が出ると、まずご飯に箸がいく。
- 趣味が少ない。

気に入ったものだけ続ければいい！
気になる数値の〝簡単ユニーク改善法〟

チェックはいくつつきましたか？　前ページのチェックリストは、あなたの生活習慣・食習慣・運動習慣を確かめるためのものです。

さあ、ズバリお伺いします。

あなたは、お酒を含む飲食が大好きな一方、運動するのが億劫な、肥満を気にしている中高年ではないでしょうか!?

健康診断では、中性脂肪、コレステロール値が高

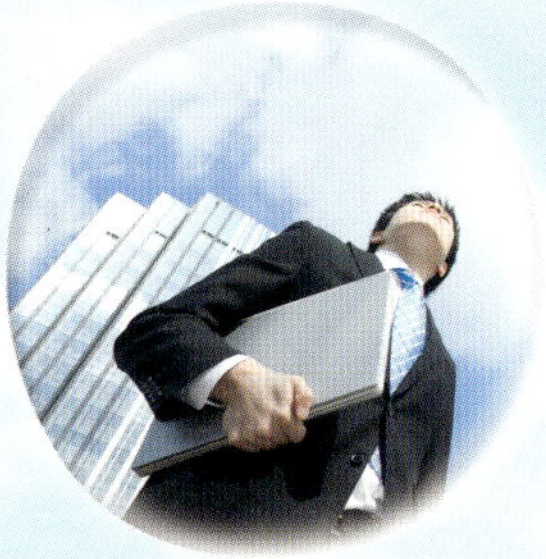

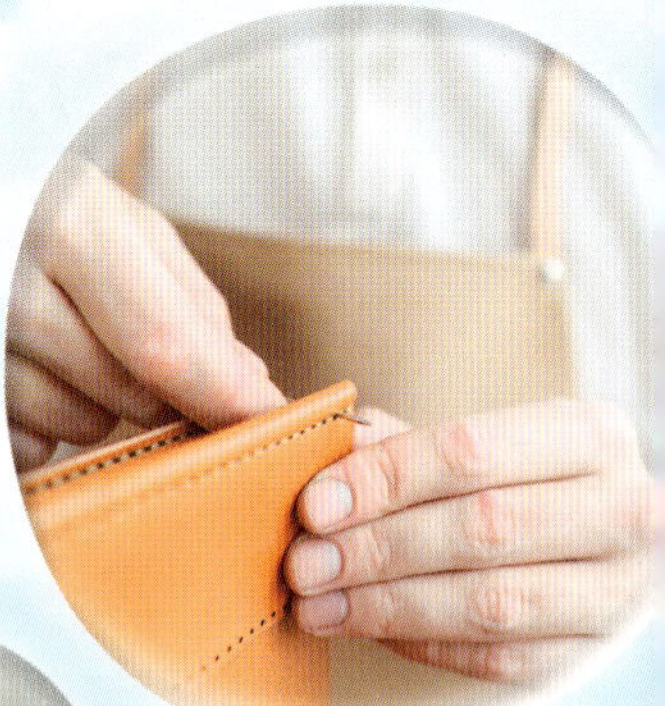

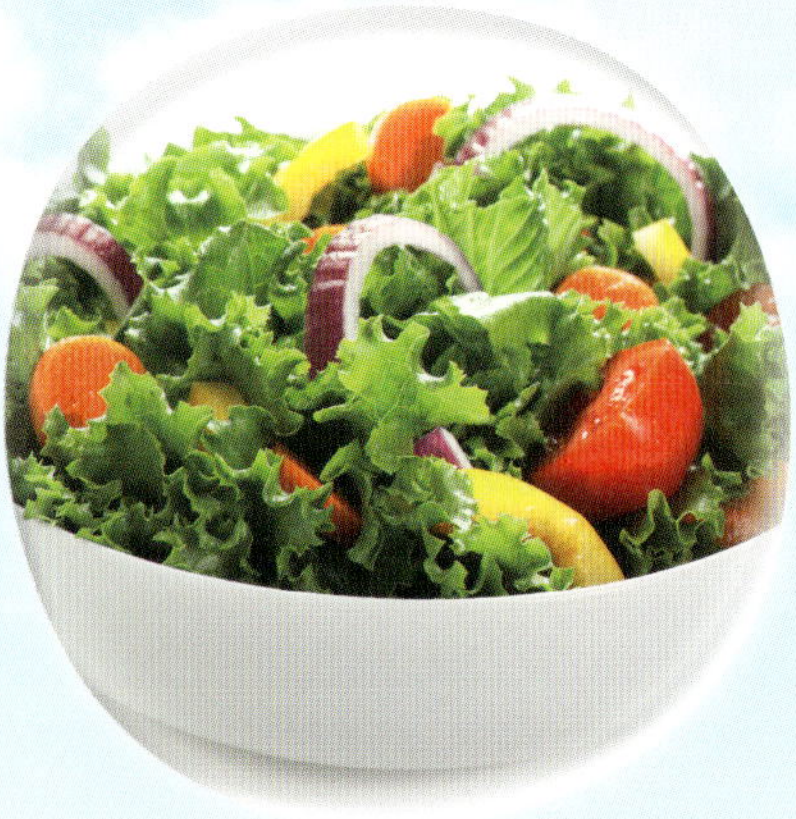

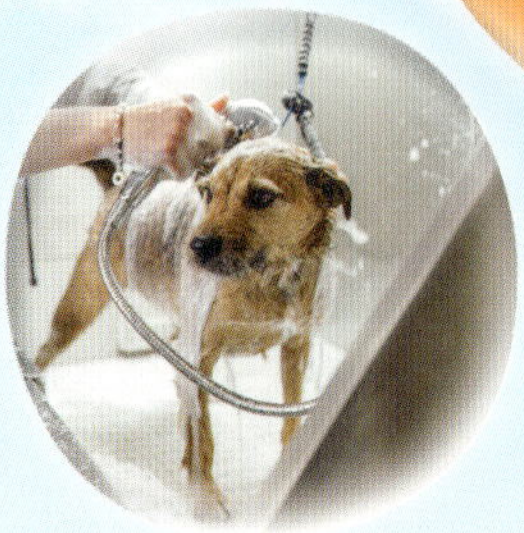

めだと、宣告されていますよね？

そのまま放置しておいたら……、「脂質異常症」を患いかねません。**脂質異常症は、動脈硬化の原因となり、心筋梗塞、脳梗塞、脳出血、心不全などの、命に関わる血管病を引き起こします。**


本書は、厳しい食事制限や、激しい運動には目もくれず、**ゆるくてユニークでありながら、しっかり効果の出る数値改善方法だけ**を、ご提案しています。


うまいものを食べながら！

最高のお酒を味わいながら！

人生を楽しむために、すっきり引きしまったお腹と、魅力いっぱいの笑顔をレッツ・ゲット！

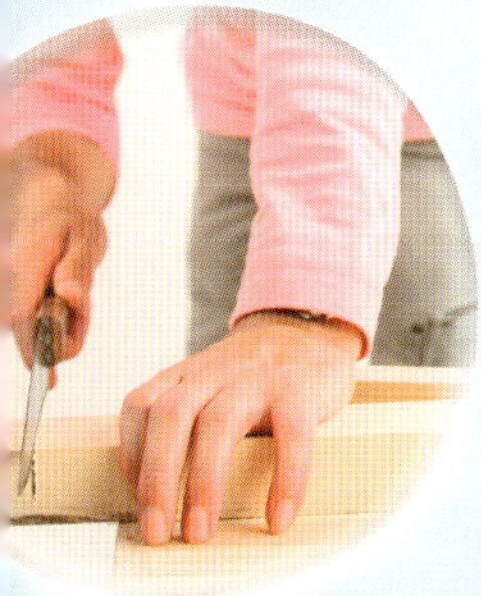
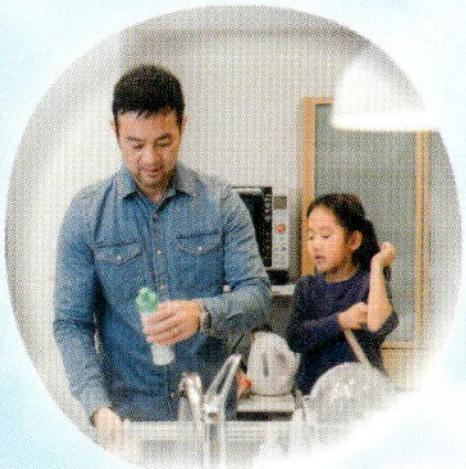
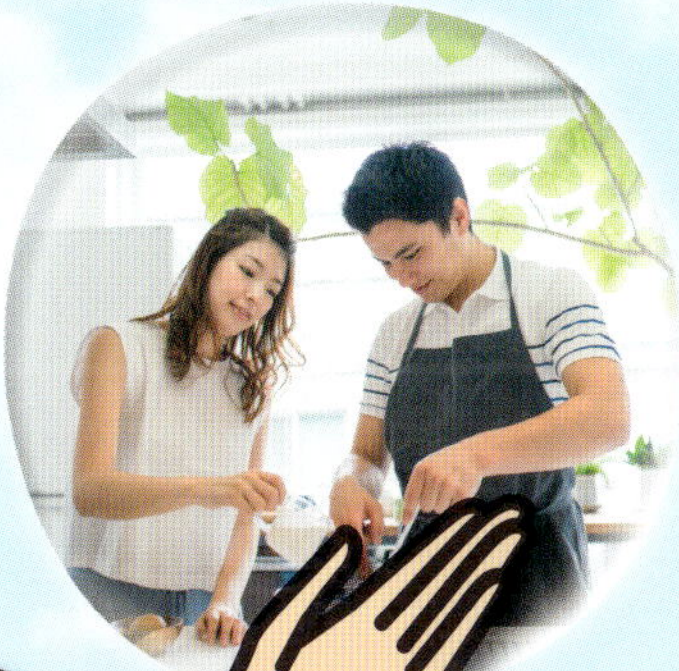
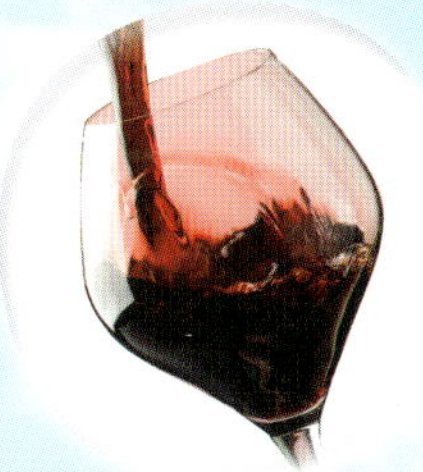
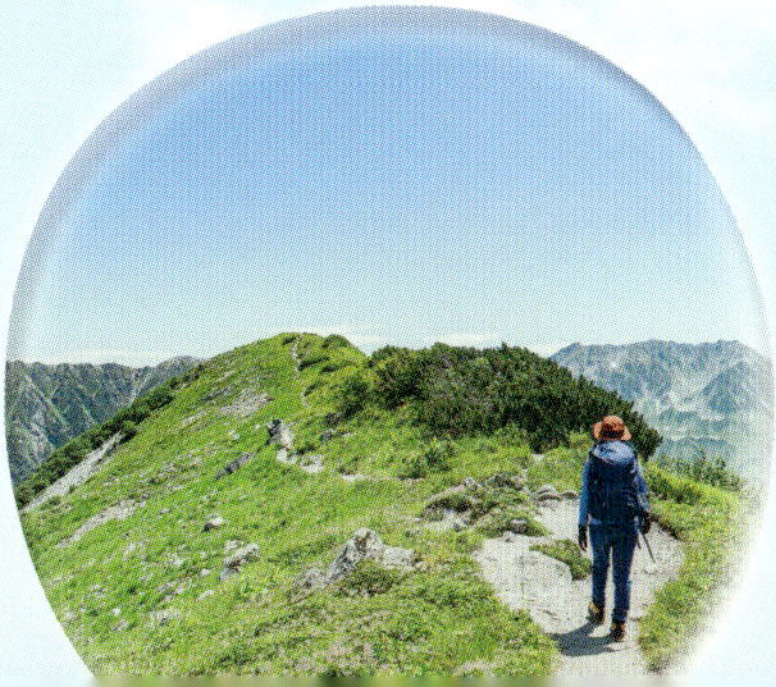
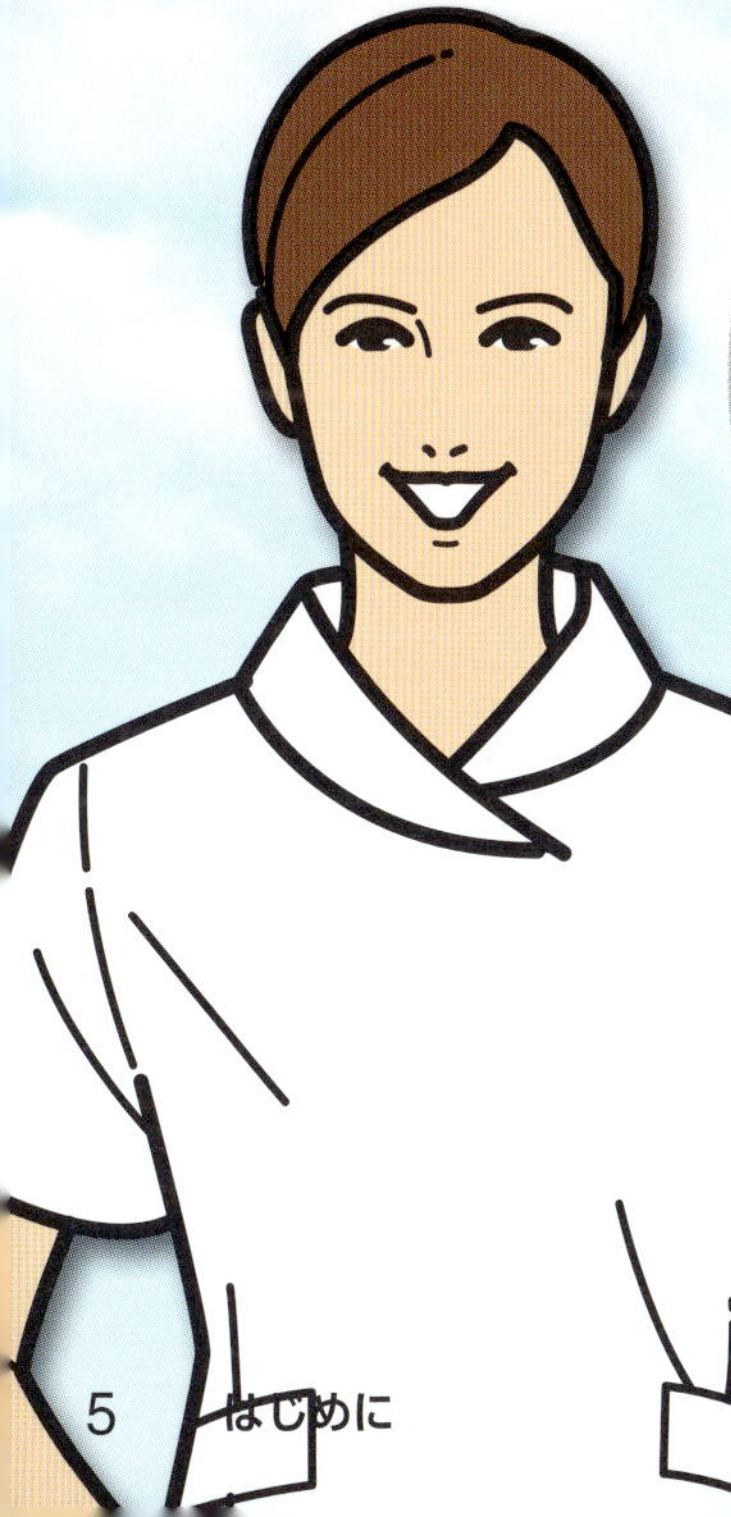

第1章 お酒が中性脂肪を増やすなんて、大ウソ!?

第2章 体がスッと軽くなる! 究極のズボラワザ

第3章 「脂質」と「糖」。これだけ知ればうまくいく!

第4章 食べて改善! 薬のような「魔法の食材」

第5章 気持ちよく魅力的な体型に変わる！ ズボラ体操

第6章 やっかいなのは、内臓につく「中性脂肪」だった

第1章

お酒が中性脂肪を増やすなんて、大ウソ!?

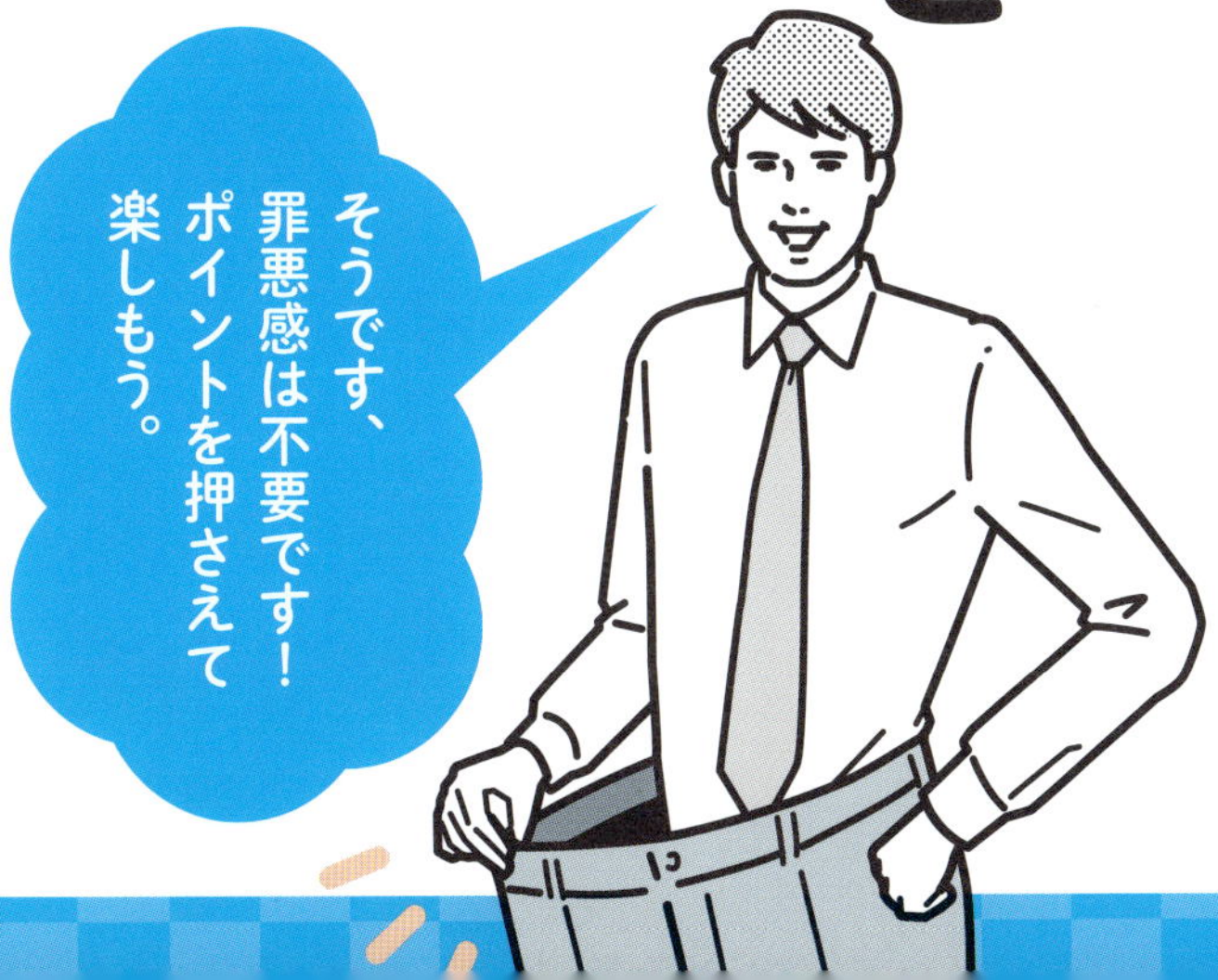
そうです、
罪悪感は不要です！
ポイントを押さえて
楽しもう。

01 人生後半も元気でいられるかは、何で決まる？

生活習慣の改善は、いつやる？ 今でしょ！

「80歳以上生きるのが当たり前の時代」が到来しました。日本人の平均寿命は延び続け、2018年の統計では男性「81・25歳」、女性「87・32歳」となったのです（厚生労働省調べ）。かたや、介護認定を受ける人の数も年々増え続けています。

「いくら長生きできても、寝たきりになってしまったら、うれしくない。なるべく介護は受けずに、いつまでも健康でいたい」というのが、本音ではないでしょうか。

リタイア後の健康は、40代、50代の過ごし方で決まります。働き盛りの頃に乱れた生活習慣（不適切な食生活、運動不足、喫煙など）を続けていると、自分でも気づかないうちに健康が蝕《むしば》まれ、60代、70代で後悔する状態になってしまうと危惧されます。しかし一日も**早く生活習慣を改善すれば、若い頃に少々無理をしたツケを取り戻すことができる**のも事実。特に、異常なコレステロール値、中性脂肪値は、ちょっとした心がけで比較的早く改善することができます。

まずは2週間、本書のズボラ改善法で、食生活を改善してみてください。数値が改善するのがわかれば、続ける意欲がわいてくるでしょう。

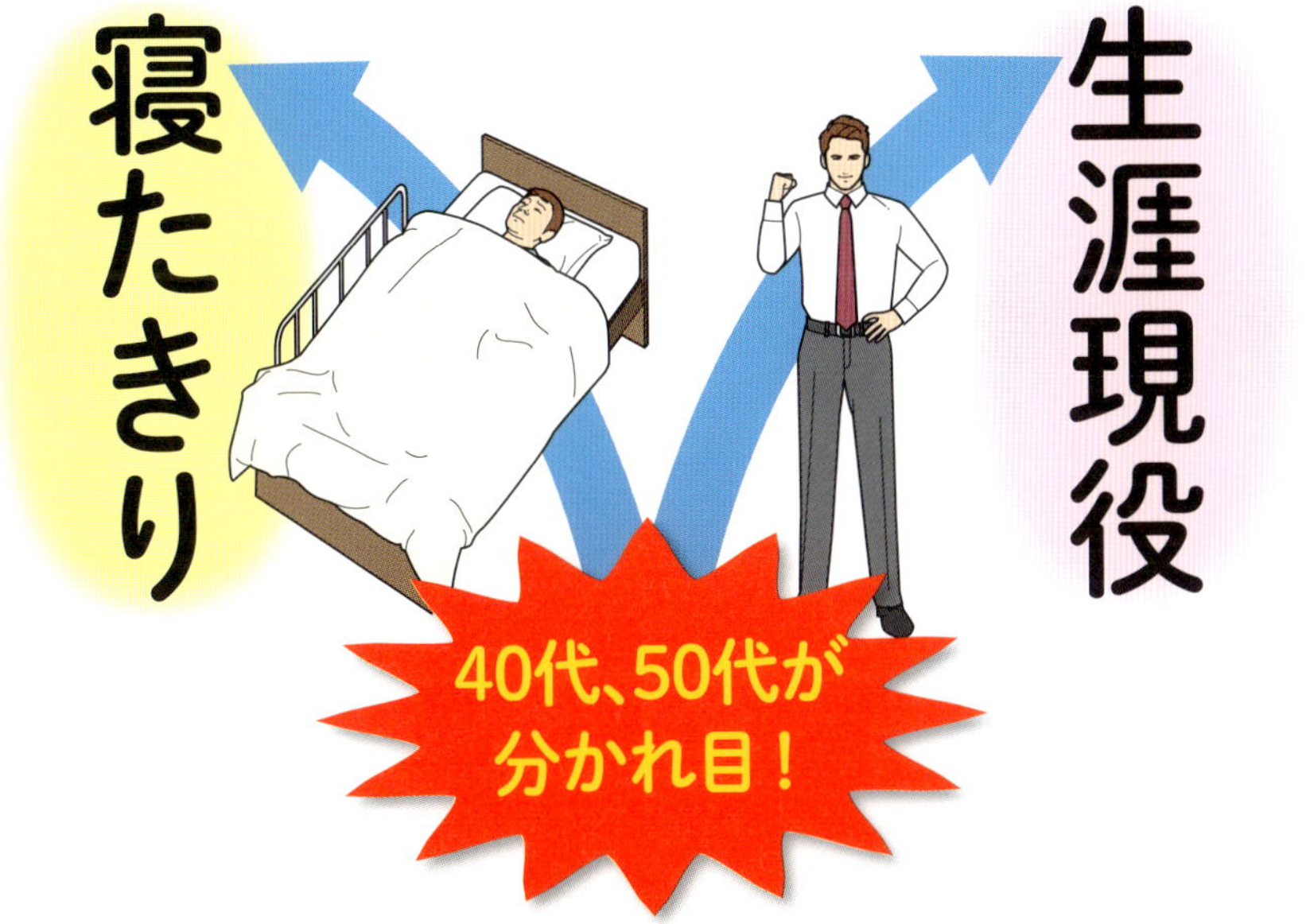

若いときの無理も、今ならまだ取り返せる！

健康診断でわかる脂質異常症の基準		
	空腹時血清脂質値※	
高LDL（悪玉）コレステロール血症	LDLコレステロール	140㎎/dℓ以上
低HDL（善玉）コレステロール血症	HDLコレステロール	40㎎/dℓ未満
高中性脂肪（トリグリセライド）血症	中性脂肪（トリグリセライド）	150㎎/dℓ以上

※上記は空腹時に採血した血清1dℓ当たりに含まれる脂質の量。この診断基準は、薬を使う治療の開始基準を示すものではない。いずれかひとつでも該当すると脂質異常症とされる。

参考資料：日本動脈硬化学会　『動脈硬化性疾患予防ガイドライン2017年版』

02

あんまりギスギスしないで！ストライクゾーンは意外と広い

悪者扱いばかりされがちなコレステロールだけど…

ズバリ、「無理をしない」こと！

これがコレステロールと中性脂肪の異常値を治す「一番のコツ」です。モデルばりの厳しい食事制限を課したり、「絶対に下げる！」と意気込み過ぎたりすると、かえって挫折します。過激な荒療治に走ってはいけません。頑張らなくても続けられるズボラ改善法で「適正なコレステロール値」（左ページの表）を目指していきましょう。

多くの方が誤解していますが、**実はコレステロール値は、低ければいいものでもありません。**たとえば人間の細胞膜は、コレステロールからつくられます。ですから低過ぎると、細胞膜の成分が不足して免疫力が低下してしまいます。**感染症やがんのほか、うつ病などメンタルの病気にもかかりやすくなってしまいます。**コレステロールは、私たちの生命を維持するのに必須の物質なのです。

悪玉と呼ばれるＬＤＬコレステロールの基準値は１４０㎎／dℓ以上（日本動脈硬化学会による脂質異常症の診断基準）。高血圧やメタボリックシンドロームなどの危険因子がなければ、１６０㎎／dℓくらいでも問題ありませんし、風邪を引きにくいなど、体調面でプラス要素も期待できます。

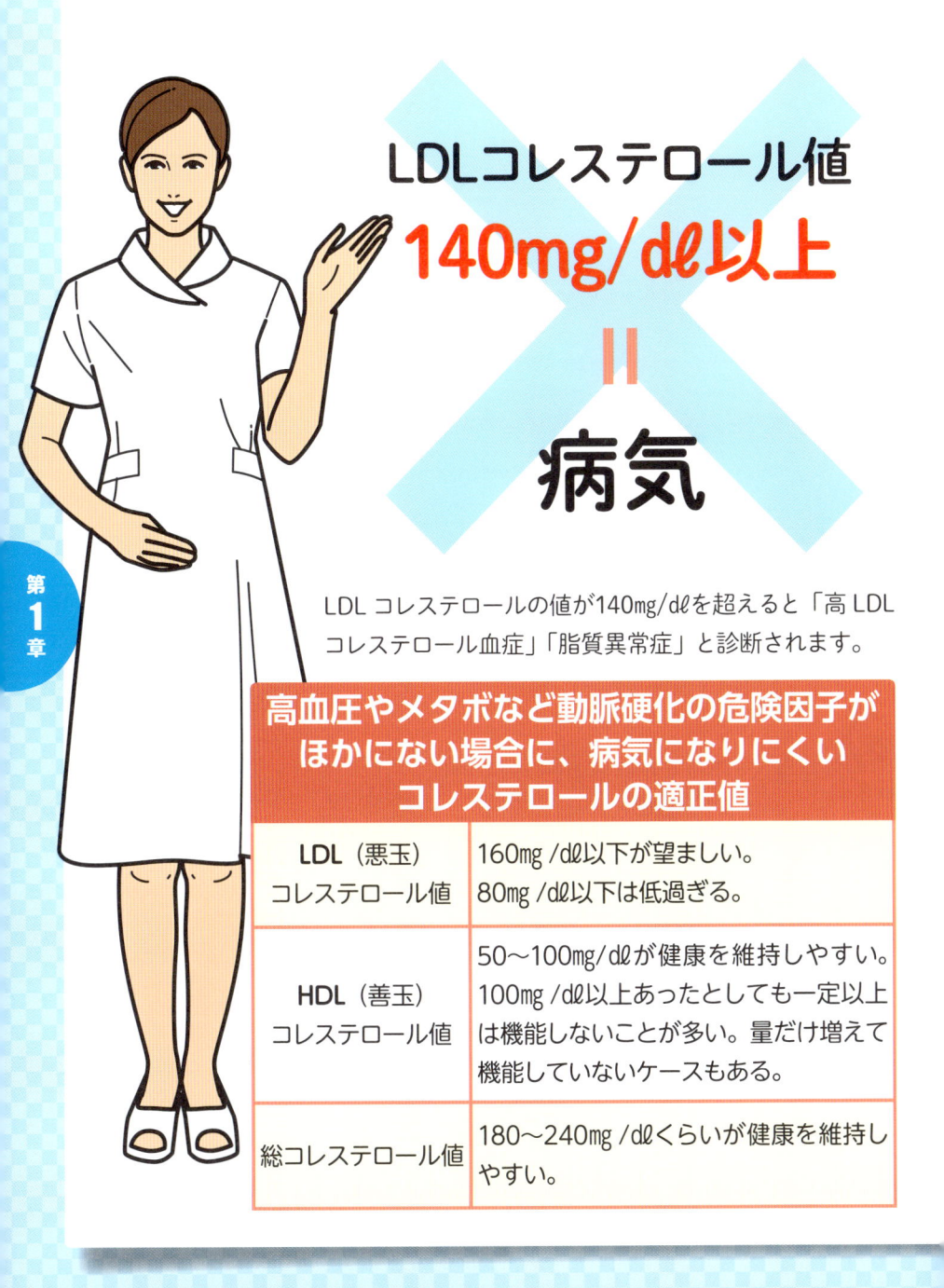

LDLコレステロール値
140mg/dℓ以上
＝
病気

LDL コレステロールの値が140mg/dℓを超えると「高 LDL コレステロール血症」「脂質異常症」と診断されます。

高血圧やメタボなど動脈硬化の危険因子がほかにない場合に、病気になりにくいコレステロールの適正値

LDL（悪玉）コレステロール値	160mg /dℓ以下が望ましい。 80mg /dℓ以下は低過ぎる。
HDL（善玉）コレステロール値	50～100mg/dℓが健康を維持しやすい。100mg /dℓ以上あったとしても一定以上は機能しないことが多い。量だけ増えて機能していないケースもある。
総コレステロール値	180～240mg /dℓくらいが健康を維持しやすい。

03 わかるかな？ クイズで楽しく基礎知識ゲット

全問正解で、あなたもコレステ博士！

コレステロール値の異常を治す方法を知る前に、コレステロールに関する基礎知識を確認しましょう。9個の問いに○か×で答えてください。

Q1 「悪玉と善玉は、コレステロール自体の成分や働きが違う」は○か×か？

悪玉はＬＤＬコレステロール、善玉はＨＤＬコレステロールと呼ばれます。悪玉の「Ｌ」はＬｏｗ（低比重）で低いほうが望ましく、善玉の「Ｈ」はＨｉｇｈ（高比重）の意味で高くてもＯＫなものです。コレステロールは脂質なので水には溶けません。「アポたんぱく」と結合して「リポたんぱく」となり、血液中を移動します。この**運び屋のリポたんぱくにＬＤＬ、ＨＤＬの２種類があるのです。**血液に乗って全身に運ばれるコレステロール自体は、成分も働きもまったく同じです。違いはリポたんぱくにあります。

ＬＤＬはコレステロールを全身に運ぶ途中、余分なコレステロールを血管の壁の中に置いてくる性質があります。しかし、体が必要とするコレステロールはそれほど多くないので、置き去りにされたコレステロールをＨＤＬが回収して肝臓に戻します。

答 ×

Q2 「コレステロール値は低いほうがいい」は○か×か？

よくある誤解です。悪玉のＬＤＬコレステロール値は低いほうがいいですが、**善玉のＨＤＬコレステロール値は高いほうがいい**のです。

答 ×

Q3 「コレステロールが増えるので、牛乳は飲み過ぎないほうがいい」は○か×か？

牛乳は、カルシウムなどを含む優れた食品ですが、コレステロールが多い食品でもあります。毎日１ℓ以上飲み続けると、コレステロールが多くなり過ぎる恐れがあるので、**水代わりに飲むことはやめましょう。**同様に、チーズ、バターなどの乳製品もとり過ぎには注意です。

答 ○

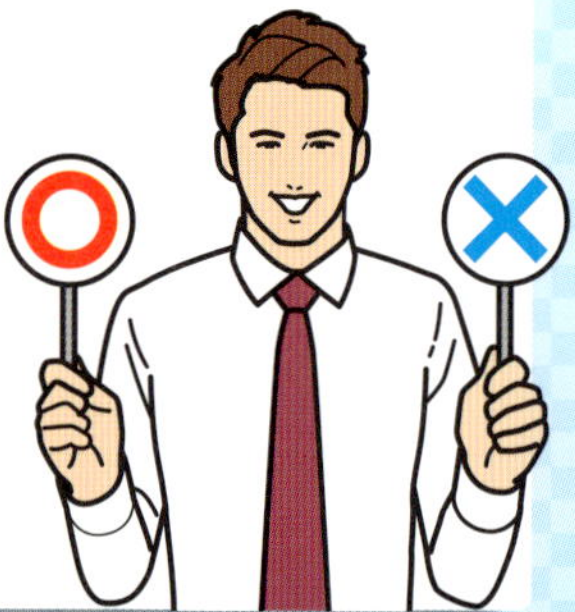

Q4 「コレステロール値が高い人は卵を食べないほうがいい」は○か×か？

コレステロールの話になると、必ずといっていいほど取り上げられる卵。確かにコレステロールを多く含みますが、重い合併症がない限り、厳しく制限する必要はありません。**1日1個程度であれば**、ＬＤＬコレステロール値がやや高い人（160mg/dℓくらいまで）でも**問題ありません**。

答 ×

Q5 「イカ、タコはコレステロールを増やす」は○か×か？

イカやタコもコレステロールを多く含む食品ですが、**コレステロールの排出を促すタウリンという成分も含んでいる**のが特徴。成分が相殺されるので、コレステロール値の上昇はあまりありません。

答 ×

Q6 「コレステロール値が低過ぎるとがんになりやすい」は○か×か？

がんは、一部の細胞にある遺伝子が突然変異を起こし、それが増殖を繰り返す病気です。体にしっかりと抵抗力があれば、この異常な細胞の増殖を抑えることができます。しかし、**コレステロール値が低過ぎると免疫力は低下**し、異常な細胞がどんどん増えて、がんが進行しやすくなります。

答 ○

Q7 「ストレスが原因でコレステロールが増える」は○か×か？

ストレスのある状態が続くと、自律神経のバランスが崩れ、いくつかのホルモンが多量に分泌されます。これが血液中のコレステロールを増やしたり、ＬＤＬコレステロールの酸化を促進したりと、脂質代謝に悪影響を及ぼします。どんなに食生活に気をつけても、**ストレス過多の生活が続けば、脂質異常を引き起こす**のです。

答 ○

Q8 「コレステロールの多くは食品から摂取される」は○か×か？

健康な生活を送るには、１日１～１．５ｇのコレステロールが必要ですが、そのうち、**食品から吸収されるのは 20 ～ 30％**しかなく、大半は体内で合成されます。体内では、古いコレステロールと新しいコレステロールが常に入れ替わっています。

答 ×

Q9 「女性は男性よりコレステロールが少ない」は○か×か？

若い女性は、生活習慣病になりにくい。それは、女性ホルモンのエストロゲンに、血圧、血糖値、コレステロール値を抑える働きがあるから。一方で、**閉経後は、女性も男性並みにコレステロールが増えます。**若いときはコレステロール値が低い女性も気をつける必要があります。

答 ×

04

酒飲みに朗報！ 適量のアルコールで血管も若返る

「善玉」が増えて、脳梗塞のリスクが減る♪

酒飲みの方にうれしい話をひとつ。

左の表をご覧ください。お酒はカロリーが高い嗜《し》好《こう》品。ご飯1膳のカロリーが180〜250kcal（茶碗の大きさによる）なので、日本酒ならコップ1杯を飲むたびに、ご飯を1膳ずつ食べる計算になります。意外と多いと感じるのでは？

中性脂肪やコレステロールは、いわゆる高カロリーの食品から産生されます。高カロリーの食品とは、脂質、炭水化物、菓子（ショ糖）、フルーツ（果糖）、そして、アルコール。残念ながら、お酒はコレステロールや中性脂肪を増やすのです。

しかし、がっかりするのは早計です！　お酒にはいい面もあります。最近の調査で、**適量のお酒が上げるコレステロールは、善玉のＨＤＬコレステロールであるとわかりました。**血管壁に入り込んだ脂肪をきれいに掃除してくれるＨＤＬコレステロールを増やすとは、頼もしい限りです。

しかも赤ワインは、血管を拡張する効果があり、同時に、血管を若返らせるＮＯ（一酸化窒素）も発生させます。健康なご長寿の方が、よくおっしゃっている「秘訣は毎日の晩酌です」というのは事実といえます。

お酒 100mℓ当たりのエネルギー量

種類	アルコール度数	エネルギー(kcaℓ)
日本酒（上撰）	15.4 度	109
日本酒（純米酒）	15.4 度	103
日本酒（本醸造酒）	15.4 度	107
日本酒（吟醸酒）	15.7 度	104
ビール（淡色）	4.6 度	40
ビール（黒）	5.3 度	46
ビール（スタウト）	7.6 度	63
発泡酒	5.3 度	45
ワイン（白）	11.4 度	73
ワイン（赤）	11.6 度	73
ワイン（ロゼ）	10.7 度	77
紹興酒	17.8 度	127
焼酎（甲類）	35.0 度	206
焼酎（乙類）	25.0 度	146
ウイスキー	40 ～ 43 度	237 ～ 255

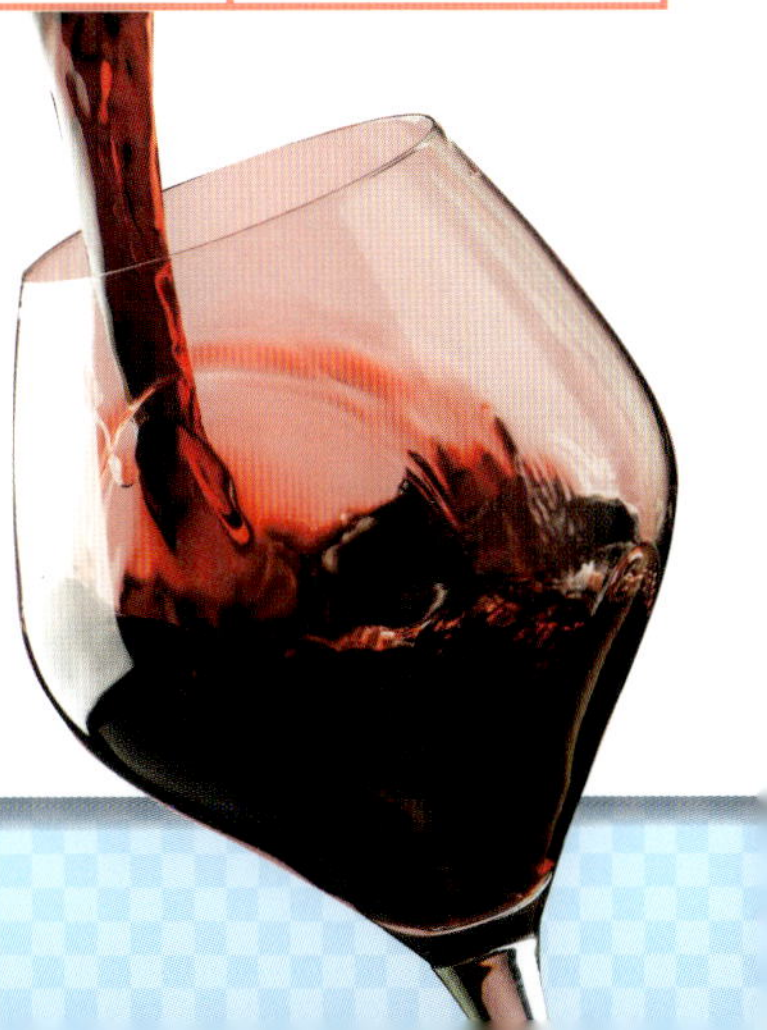

アルコール度数が高いお酒ほど高カロリーです。日本酒ならコップ 1 杯、ビールなら 350mℓ缶 1 本、ワインならワイングラス（100mℓ）2.5 杯が、ご飯 1 膳のカロリー量に相当します。

参考資料：香川芳子監修『五訂増補 食品成分表 2010』女子栄養大学出版部

05 ビールやワインは何杯OK？ストレスを楽しく解消できる量は？

適量を守れば、脂質異常症のリスクが低減！

お酒が健康にいい理由は、ほかにもあります！15ページの問7で、ストレスが脂質異常の原因になると解説しましたが、お酒の効果として特に魅力的なのは、ストレス解消効果です。風呂上がりにプシュッと缶ビールを開けて、テレビのスポーツ中継やお笑い番組を楽しむ。これぞ、最高のストレス解消ですよね。

もちろんこのストレス解消効果が発揮されるのは、「飲み過ぎないこと」が前提です。適量を守り、週に1度は休肝日を設けましょう。

お酒の適量は、ひとつの目安としてはビールなら中ビン1本、日本酒は1合以下、ワインはグラス2杯、焼酎は0・6合、ウイスキーはダブル2杯といった具合です（左ページの表参照）。

梅酒、ビールなどは糖質の多いお酒の代表です。逆に糖質の少ないお酒は、焼酎、ウイスキーなど。糖質の多いお酒を飲むときは、糖質の多いご飯などの炭水化物は減らしてバランスをとりましょう。

日々の生活でストレスを強く感じている人であれば、適量を守って楽しむ分には、厳しく禁酒する必要は特にないでしょう。

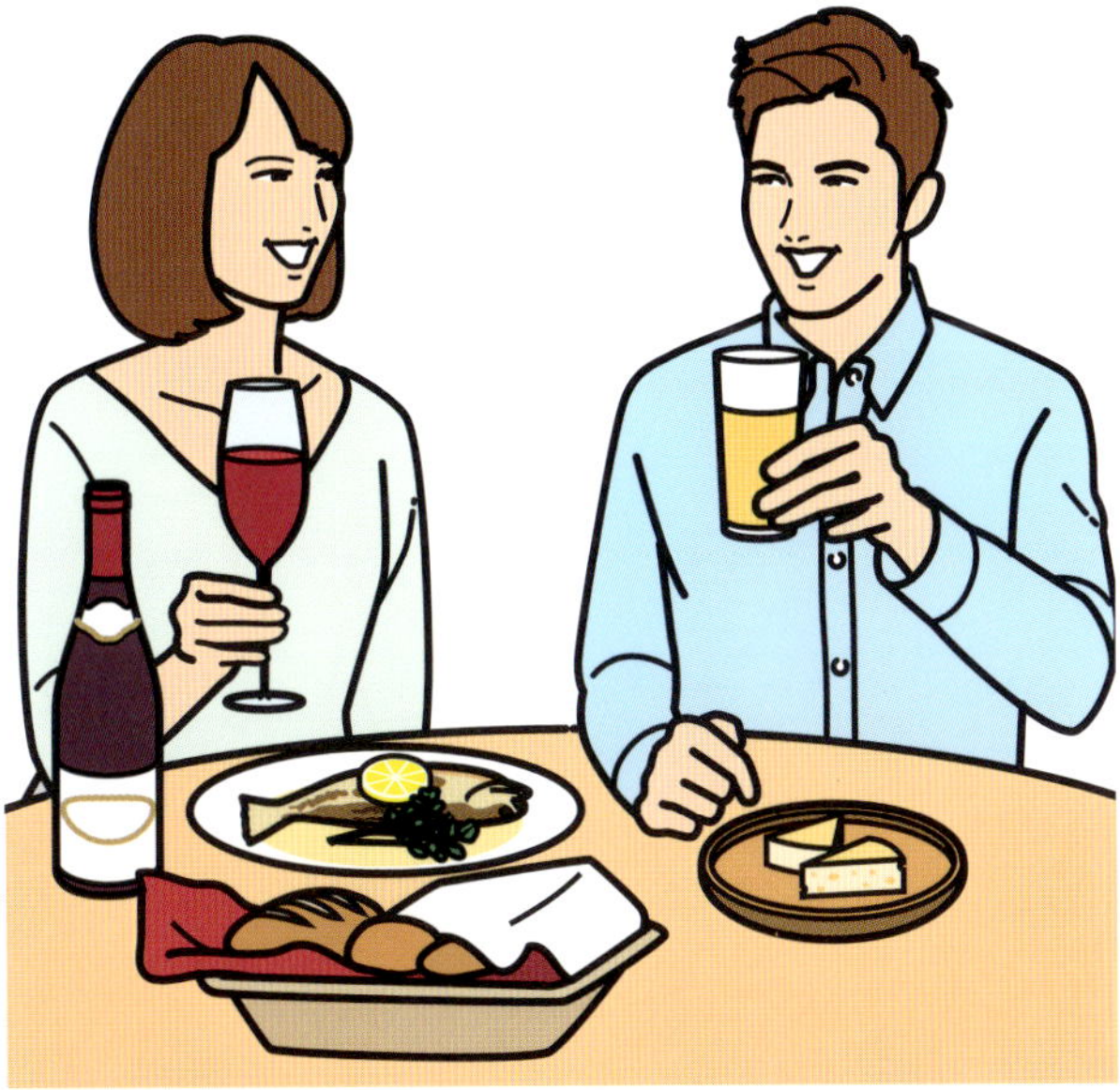

飲み過ぎなければ、ストレスをなくしてくれるお酒は、脂質異常のリスクを減らすクスリに！

お酒の１日の適量			
種　類（アルコール度数）	適　量	アルコール量	カロリー
ビール（5%）	中ビン１本（500mℓ以下）	25mℓ	200 kcal
日本酒（12～14%）	１合以下（180mℓ以下）	28mℓ	196 kcal
ワイン（11～14%）	グラス２杯（200mℓ以下）	24mℓ	146 kcal
焼酎（20～25%）	0.6合（108mℓ以下）	100mℓ	140 kcal
ウイスキー（40～43%）	ダブル２杯（50mℓ）以下	20mℓ	71 kcal

上記の適量を守ってお酒を楽しめば、健康を害するどころか、より健康的になれる可能性もある。

06

フレンチ・パラドックスの謎でわかった！心臓に、一番のおすすめは赤ワイン

フランス人が肉をどれだけ食べても平気な秘密

赤ワインの素晴らしい健康効果が明らかになったのは、フランス人の食生活の調査からでした。フランス料理は多様な肉を食材とし、肉の消費量はヨーロッパ11カ国でトップでした。これだけ大量の動物性の脂肪を摂取していれば、当然心臓病が多いはずです。コレステロールや中性脂肪は動脈硬化の原因となるからです。ところが**調査した国の中で、フランスは心臓病による死亡率が一番低いという結果に！**　同様に牛乳、生クリーム、チーズなどの乳製品の消費量と心臓病の関係を調べた結果、これもフランスだけが例外的に低い値を示しました。肉や乳製品を大量に摂取しながら、心臓病が少ないというこの奇妙な調査結果は「フレンチ・パラドックス（フランスの逆説）」といわれ、大きな謎となりました。

その謎の正体は赤ワインです。動脈硬化は、血管壁に入り込んだＬＤＬコレステロールが酸化し、酸化ＬＤＬコレステロールになることで悪化します。赤ワインに含まれるポリフェノールという抗酸化物質が、活性酸素の働きを抑えることで、ＬＤＬコレステロールの酸化を防いでくれていたのです！

肉をたくさん食べても心臓病が少ないフランス

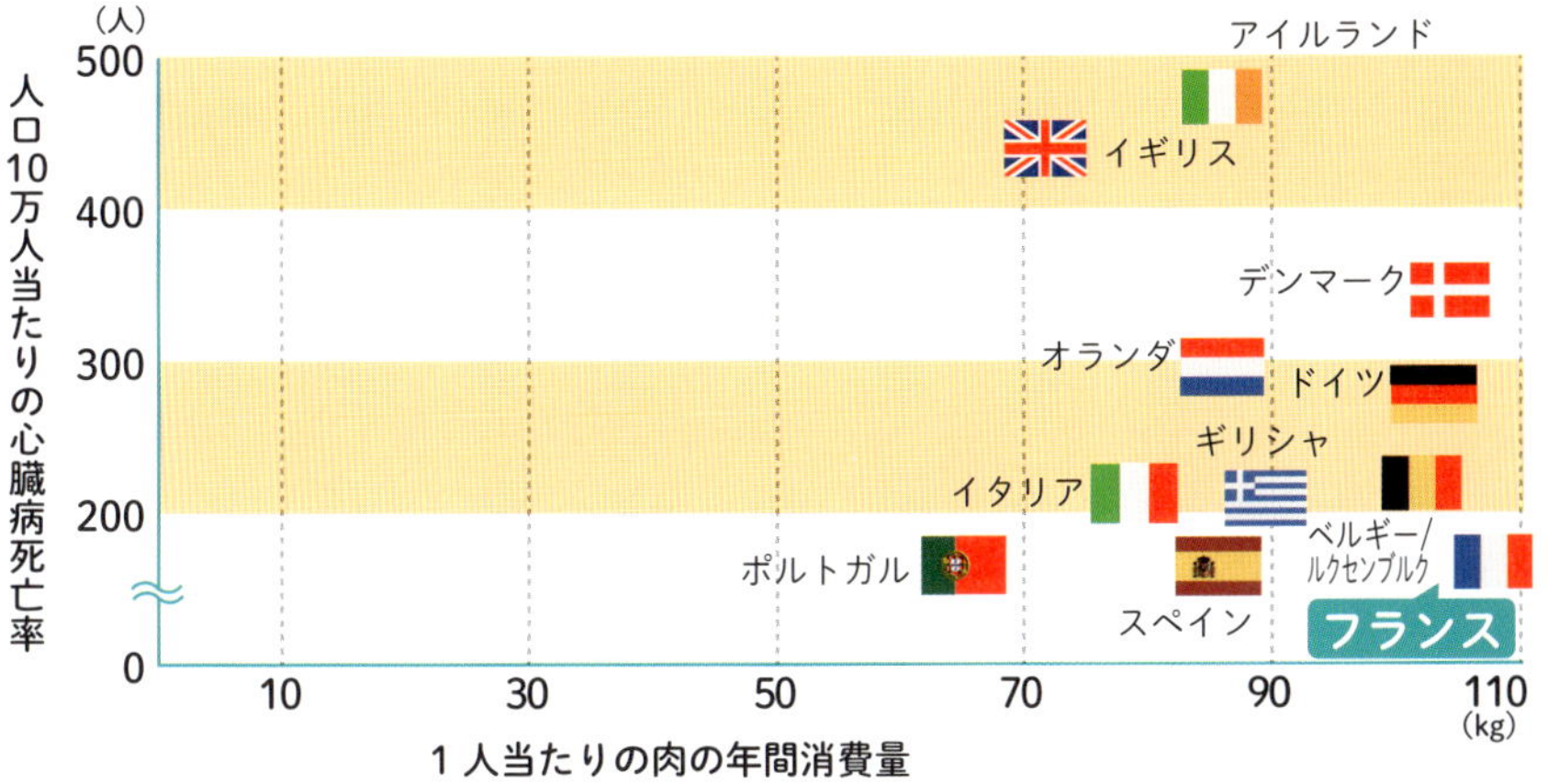

参考資料：「T.L.V.Ulbricht の報告」Lancet,1991

乳脂肪をたくさん摂取しても心臓病が少ないフランス

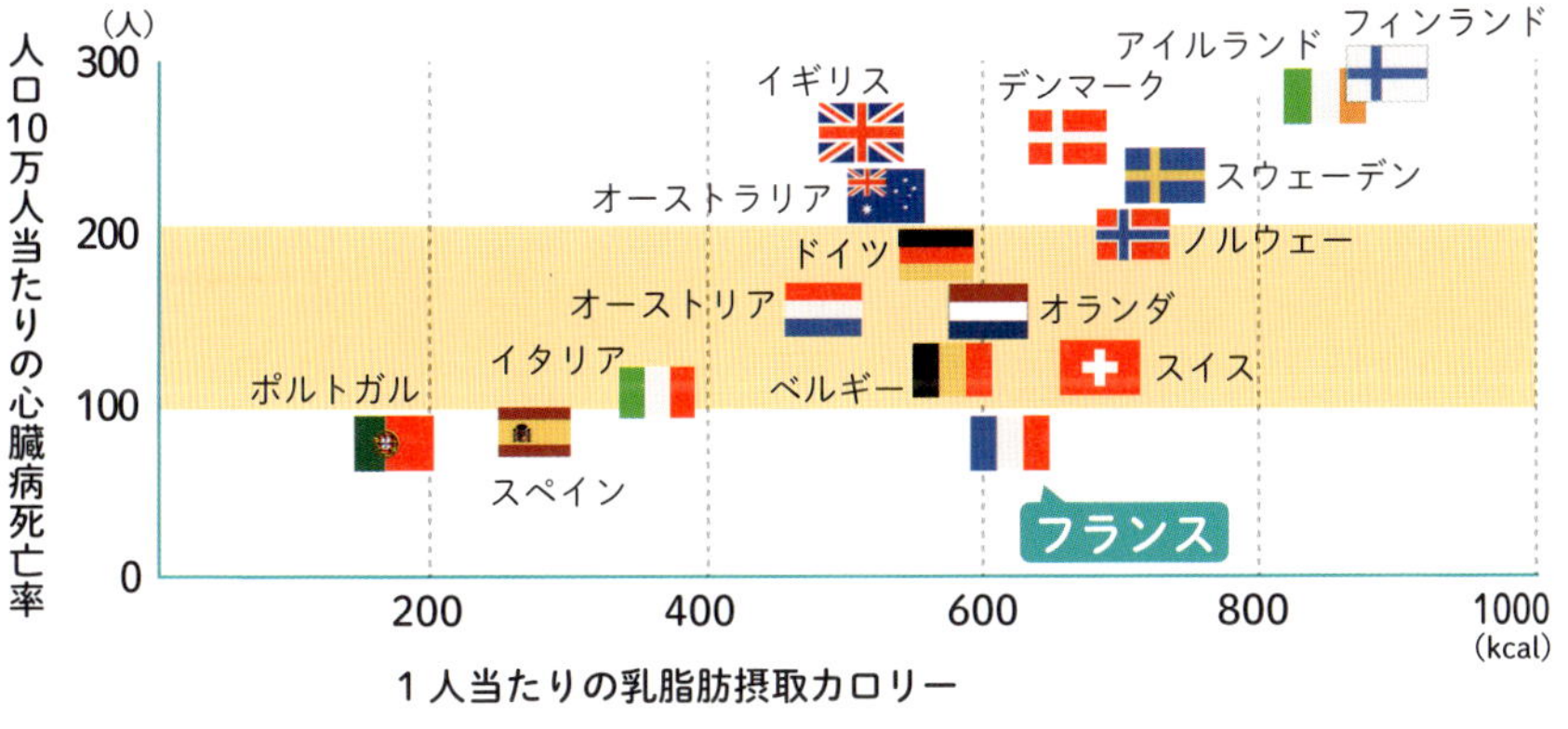

参考資料：「S.Renaud のデータ」Lancet1992:338:1523-26

地中海沿岸の国々は、イギリスやドイツ、北欧諸国に比べ、心臓病死亡率が低い数値を示している。地中海沿岸諸国が、ほかのヨーロッパ諸国と大きく異なるのは、前者がワイン文化圏で、後者がビールやスピリッツの文化圏であることだ。

07 「つまみ」で吸収スピードをダウンすればいい！

お酒を健康的に楽しむ「最初ちびちび」の法則

お酒の健康的な楽しみ方のコツも紹介します。

アルコールが腸から吸収されて酔いを感じるまでには、30分ほどかかります。つまり、酔いを感じないうちにお酒をどんどん飲むから、飲み過ぎてしまうのです。**そこで活用してほしいのが、「最初ちびちび」の法則。**おしゃべりをしながら、あるいはテレビを観ながら、ゆっくりと晩酌を楽しんでください。

次におすすめなのが、先につまみをいくつか並べておくこと。まさに居酒屋のお通しです。つまみを先に食べて栄養分を吸収して、アルコールの吸収スピードをスローダウンさせる作戦です。

つまみには、腸がゆっくりと栄養分を吸収できるように、食物繊維が多い食材を選びましょう。豆類や根菜、海藻類には質のいい食物繊維が多く含まれており、特に、いんげん豆、おから、ひじきなどがおすすめです。また、ナッツ類もお酒に合います。これらを晩酌の前に食べ、お酒をちびちびと飲みます。ほんのり酔いが回り、空腹感も落ち着いたら、主菜を食べます。最後にいただくご飯には、ポリフェノールやビタミンなどを多く含む玄米をおすすめします。

おすすめのビタミン&ミネラルたっぷりおつまみ

- 冷ややっこ
- おひたし
- ひじきの煮物
- 酢の物
- 枝豆
- お刺身
- あさりの酒蒸し
- ナッツ類

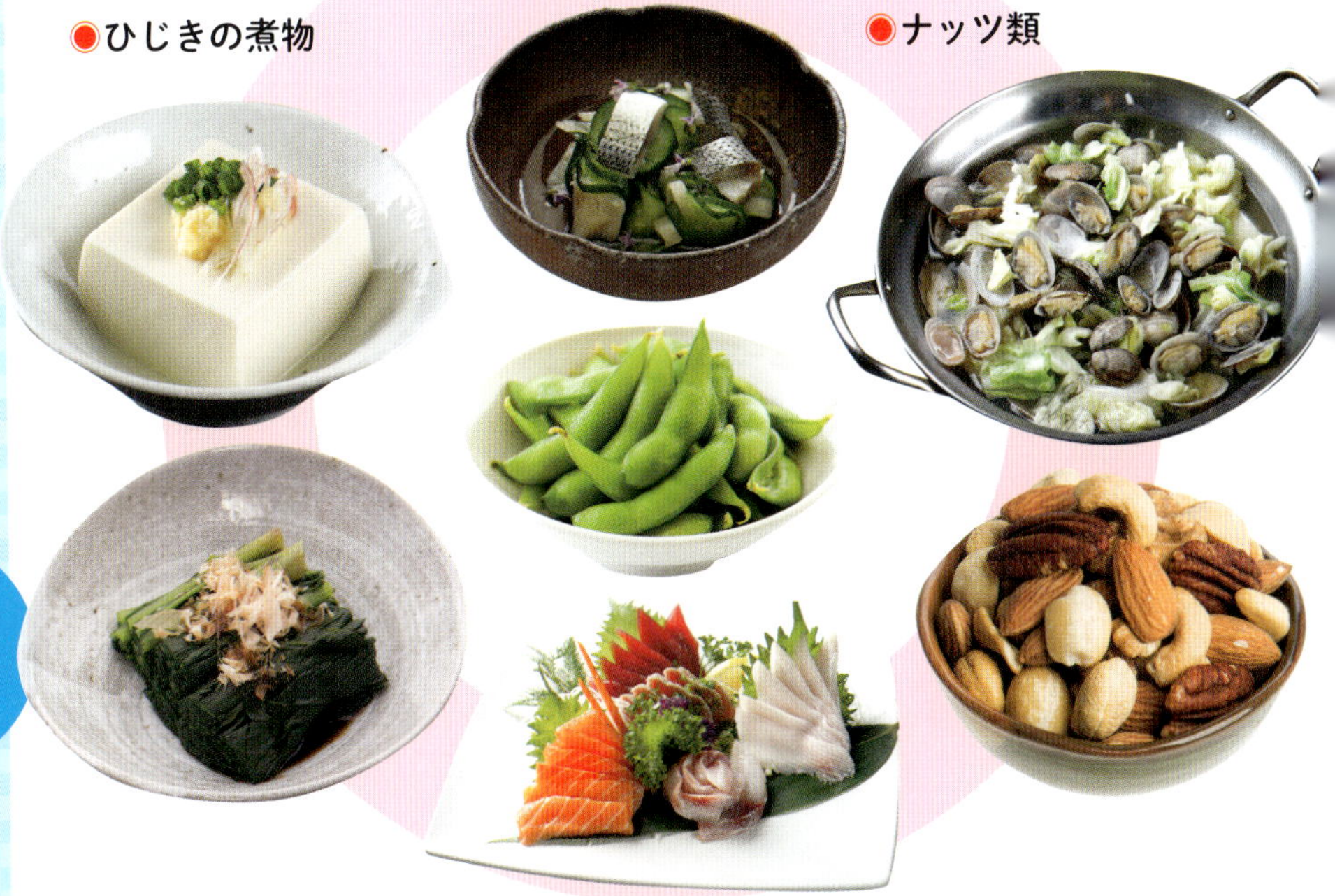

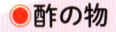

Q ナッツはほぼ脂肪。太るのでは？

ナッツの主成分は脂肪なので、「多くとって大丈夫？」と不安になるかもしれません。塩がたっぷりまぶしてあるものは、血圧を高めて食欲を増進してしまうという意味でNGです。しかし、添加されていなければ、ナッツ類は脂肪の動脈硬化を防ぐ不飽和脂肪酸を多く含み、脳梗塞や心臓病のリスクを減らします。ビタミン、ポリフェノールに加え、カリウム、カルシウム、マグネシウムなどのミネラルが豊富、体から塩分を排出して血圧を下げるので、おつまみとして適しています。

一口だけならOKのおつまみ

- 鶏のから揚げ
- 串揚げ
- 揚げ出し豆腐
- 焼き餃子
- ソーセージ
- グラタン
- フライドポテト
- サラミ

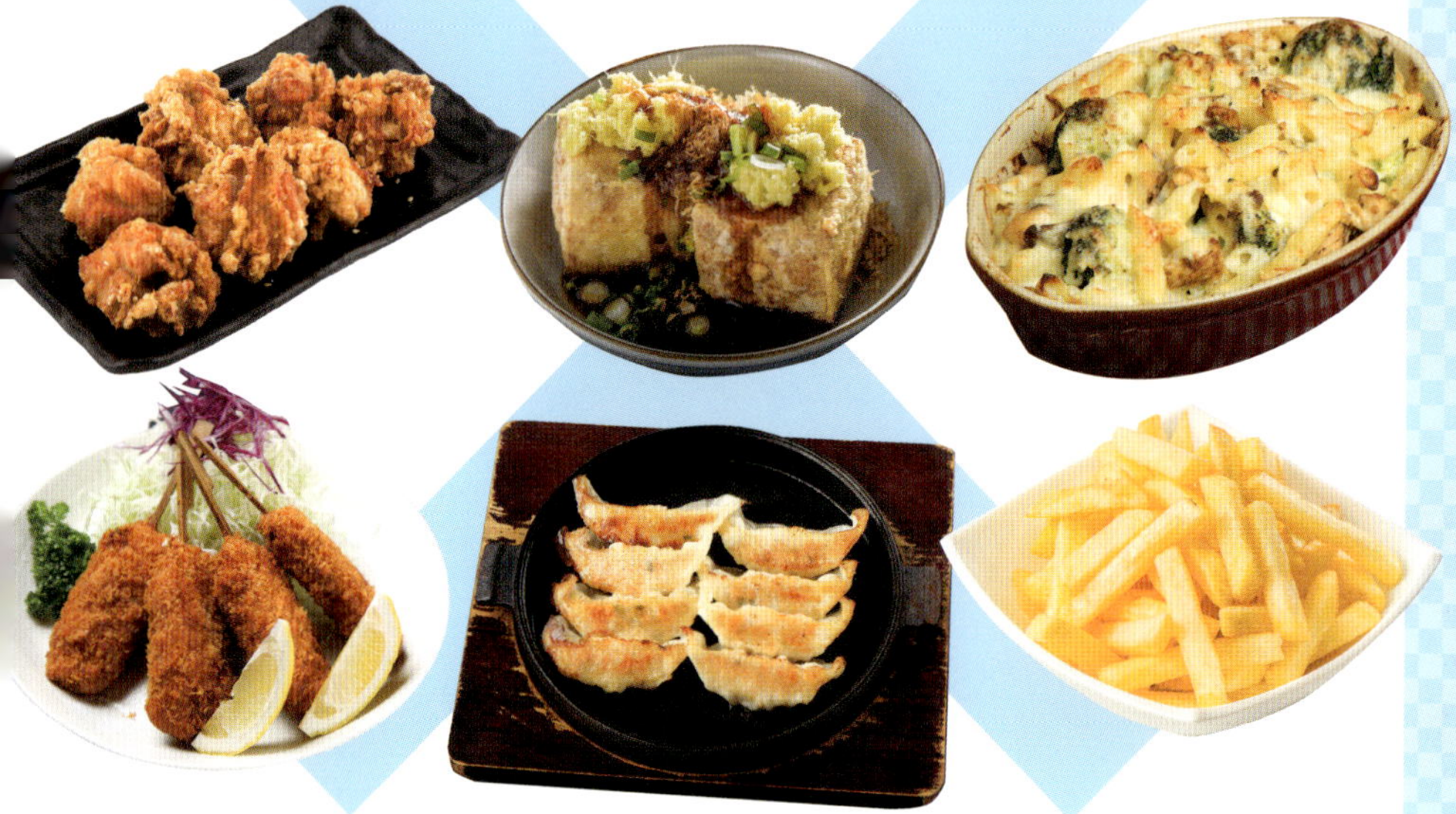

Q 揚げ物はさける。居酒屋のサラダも注意！

お酒のつまみといえば、油を使った揚げ物や、焼き物のメニューが思い浮かびます。鶏のから揚げ、串揚げ、メンチカツ、揚げ出し豆腐、焼き餃子、ソーセージ、サラミ、フライドポテト、コロッケなど。これらは高カロリーなのでおすすめではありません。

もうひとつ気をつけたいのが、居酒屋のサラダです。店によっては、マヨネーズやドレッシングがドバドバかかっていることがあります。野菜だから、たくさん食べたほうがいいと思いがちですが、油分の多いサラダは逆効果です。食べる前によくチェックしてください。

第2章

体がスッと軽くなる！究極のズボラワザ

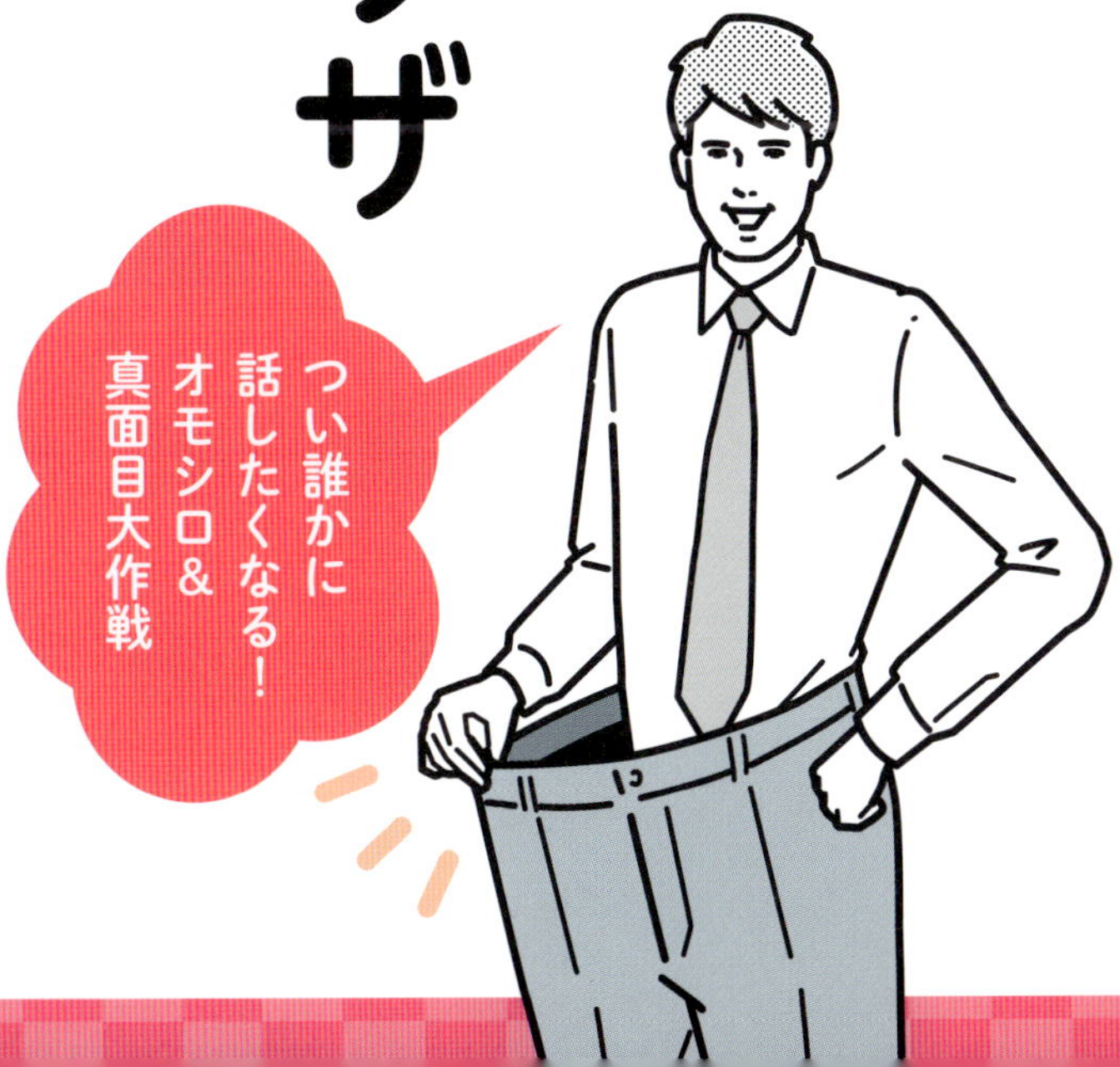
つい誰かに
話したくなる！
オモシロ＆
真面目大作戦

08 しょうゆ、塩、ソース……調味料をテーブルから遠ざけるだけ！

追加しにくい状況をつくるズボラ作戦とは？

カロリーオーバーの元凶をご存じですか？

それは、**調味料をジョボジョボかけてしまう習慣。**塩やしょうゆのカロリーは、油をたくさん使ったドレッシングやマヨネーズほど高くはないですが、塩分が食欲を増進し、うっかり食べ過ぎてしまいがちです。

食事では手の届く範囲から、塩やしょうゆ、ソース、マヨネーズなどの調味料を、遠ざけましょう。ドレッシングも使用後はすぐ冷蔵庫に収めましょう。立ち上がるのも面倒に思うズボラ人間には、これがびっくりするくらい有効です！

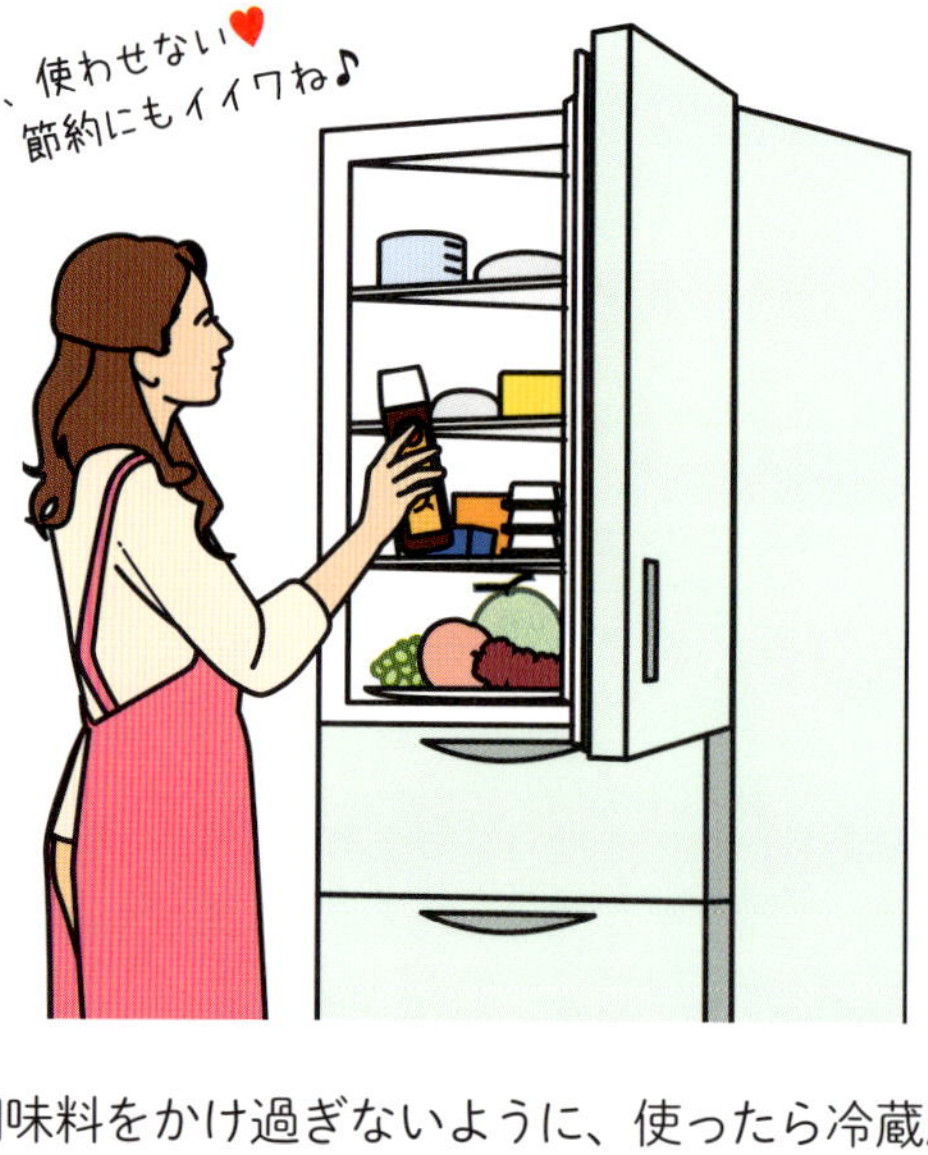

調味料をかけ過ぎないように、使ったら冷蔵庫にしまうなどして追加しづらいひと工夫を！

09 茶碗も「見た目が9割!」。自然にカロリー減のワザ

少ない食事量でも、多く見える錯覚でやせる!

食べ過ぎによるカロリーのとり過ぎが、コレステロールを増やす最大の原因です。逆にいえば、腹八分目のルールこそベスト。でもたいていの人が、このシンプルなルールを守れません。

そこで「マイ・ミニ茶碗」を用意しましょう。毎日使うお茶碗を小さめのサイズにチェンジ。当初は少し物足りない感じもしますが、案外すぐ慣れます。少ない食事量でも多く見える不思議。これなら我慢しなくてもカロリー減を達成できます。

外食時は、あらかじめ「ご飯少なめ」をお願いするのが賢明です。

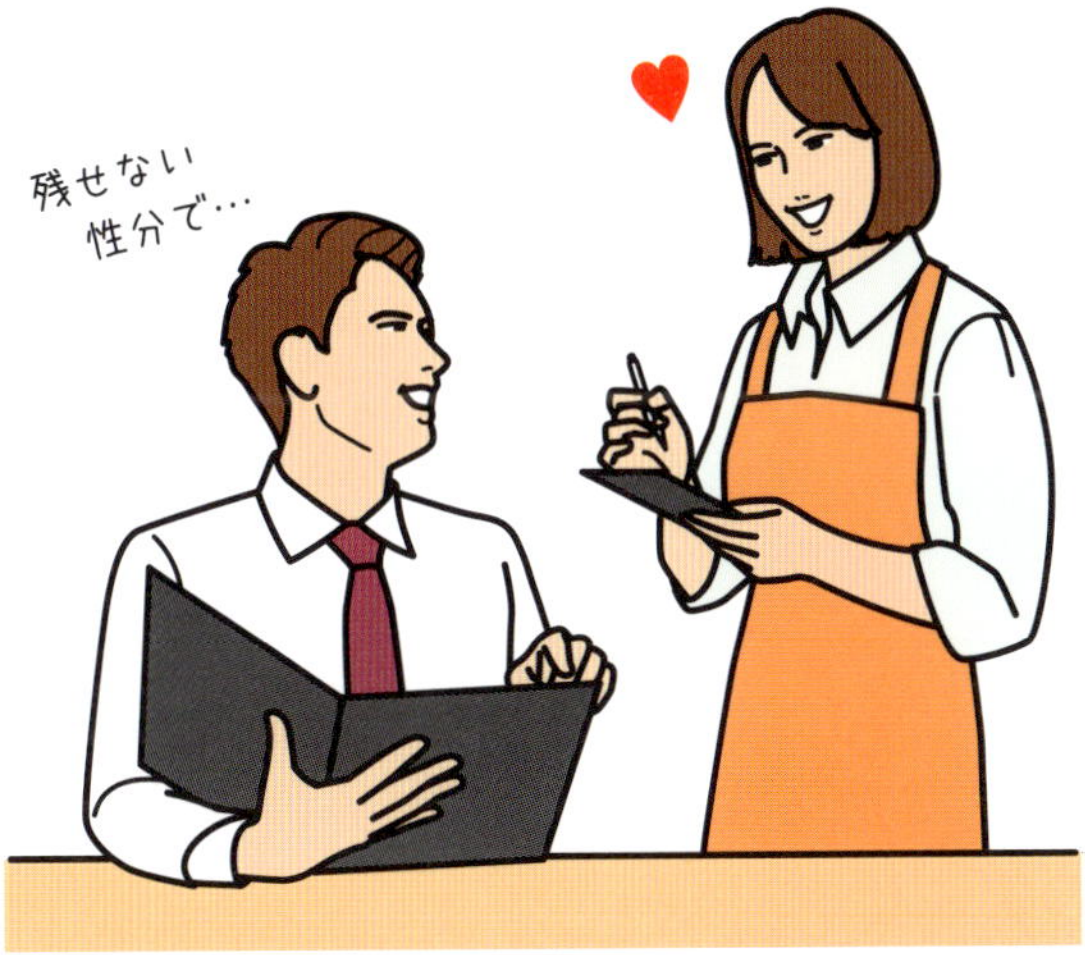

出されたものはキレイに全部食べてしまう、「ご飯を残せない」タイプの人は、最初から「ご飯少なめ」と頼もう。後で残すより好感度大!

10 脂身や卵をさけるのは、「木を見て森を見ず」だ！

全体の食べる量を減らすことが最優先！

「コレステロールをとり過ぎない最も大切なポイントは何だと思いますか？」と聞くとほとんどの人が、「やっぱり、卵や肉の脂身を控える食事内容に気を配る節制だろう」と答えます。

でも実は、食品から摂取されるコレステロールの割合はせいぜい20～30％。卵や肉の脂身が、じかにコレステロール値に反映されるわけではないのです。残りの70～80％は、肝臓などの体内で合成されます。そうであれば、コレステロールが多いと矢面に立たされがちな卵や肉の脂身を神経質に制限するよりも、**体内でできる全体の合成量を減らすほうが大きな効果を得られます。**

では、体内で合成される量を減らすには、どうすればいいでしょうか？　体内で合成されるコレステロールの材料は炭水化物、脂質、たんぱく質などです。肉にも魚にも野菜にも、多種多様に含まれます。こうした食材を、全体的に大量に食べれば食べるほど、それに比例して合成されるコレステロールの量も増えるのです。

つまり、**全体の食事量が増え過ぎないように気を配ることが重要。**食べ過ぎによるカロリーオーバーこそ、禁物なのです。

コレステロールの大半は体内でつくられる

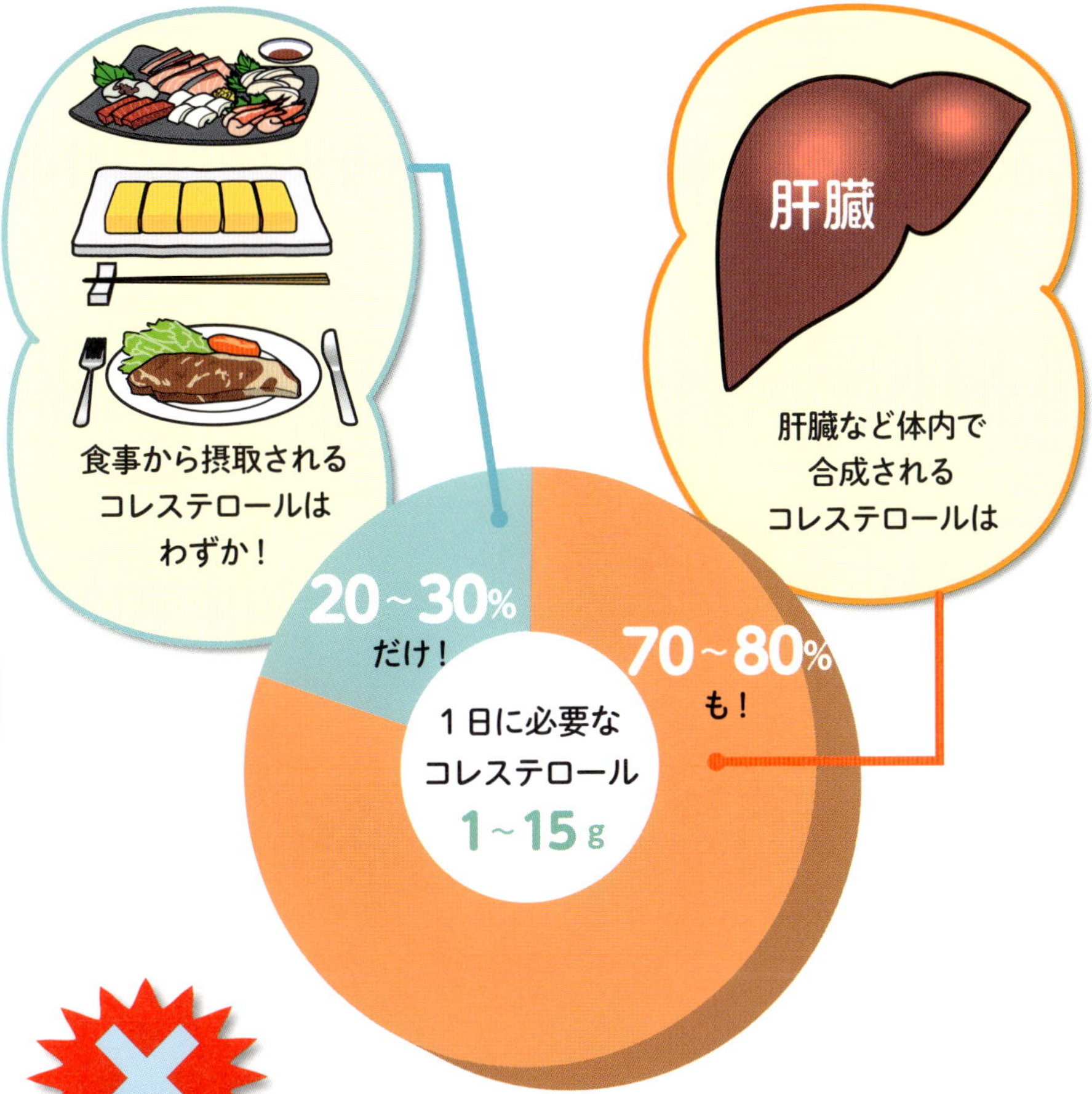

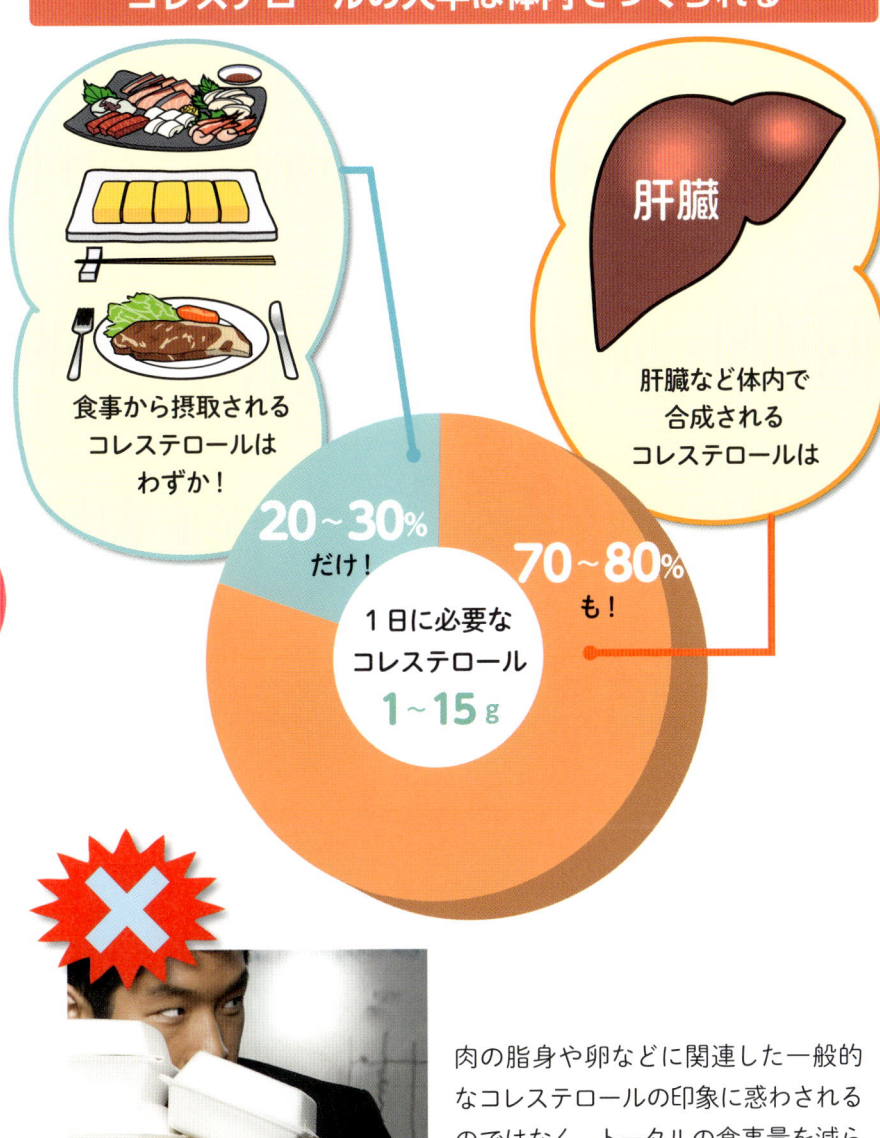

肉の脂身や卵などに関連した一般的なコレステロールの印象に惑わされるのではなく、トータルの食事量を減らすことが、コレステロール値を下げるには重要だ。

11 自分の肥満度と、1日に必要なカロリーを知っておくだけ

計算式に当てはめてやせる理系ダイエット

肥満は百害あって一利なし! 肥満（特に内臓脂肪型）が高じると、インスリン障害が生じます。あげく、血糖値が下がらないのみならず、脂質異常症、高血圧の原因になるとともに、神経障害、網膜症、腎症などの合併症を招きかねません。

左ページの計算式を参考に、肥満度の目安「BMI」を計算してみましょう。**BMIは22を基準として、25以上が肥満と定義されます。**

BMIにより自身の肥満が明るみになったら、カロリーコントロール策を講じましょう。自分に必要な1日の摂取カロリーを導き、肥満の人はバランスのいい食事内容にして、それを下回るようにコントロールすれば、計算上、必然的にやせていきます。**これぞ理系ダイエット!** 1日に必要なカロリーは、32ページの表をご覧ください。たとえば身長170㎝のデスクワーカーであれば、1.7（身長）×1.7（身長）×22（標準体重のBMI指標）×30（標準体重1kg当たりに必要なエネルギー）で、1日の適正カロリーは約1907㎉です。1日3食に割り振ると、1食当たり635㎉程度。肥満の人はそれをやや下回るように心がければ、「肥満解消」がかないます。

BMIの計算式

$$\mathrm{BMI} = \frac{体重(kg)}{身長(m)^2}$$

BMIは、体重（kg）を身長（m）の2乗で割って算出する。たとえば身長172cm、体重70kgの場合は、70 ÷（1.72 × 1.72）＝約23.7となる。

BMI肥満度判定基準（日本肥満学会）

評価	BMI
低体重（やせ）	18.5未満
普通体重	18.5以上25未満
肥満（1度）	25以上30未満
肥満（2度）	30以上35未満
肥満（3度）	35以上40未満
肥満（4度）	40以上

体重と身長の関係からBMIを計算し、自分の肥満度をチェックしよう。

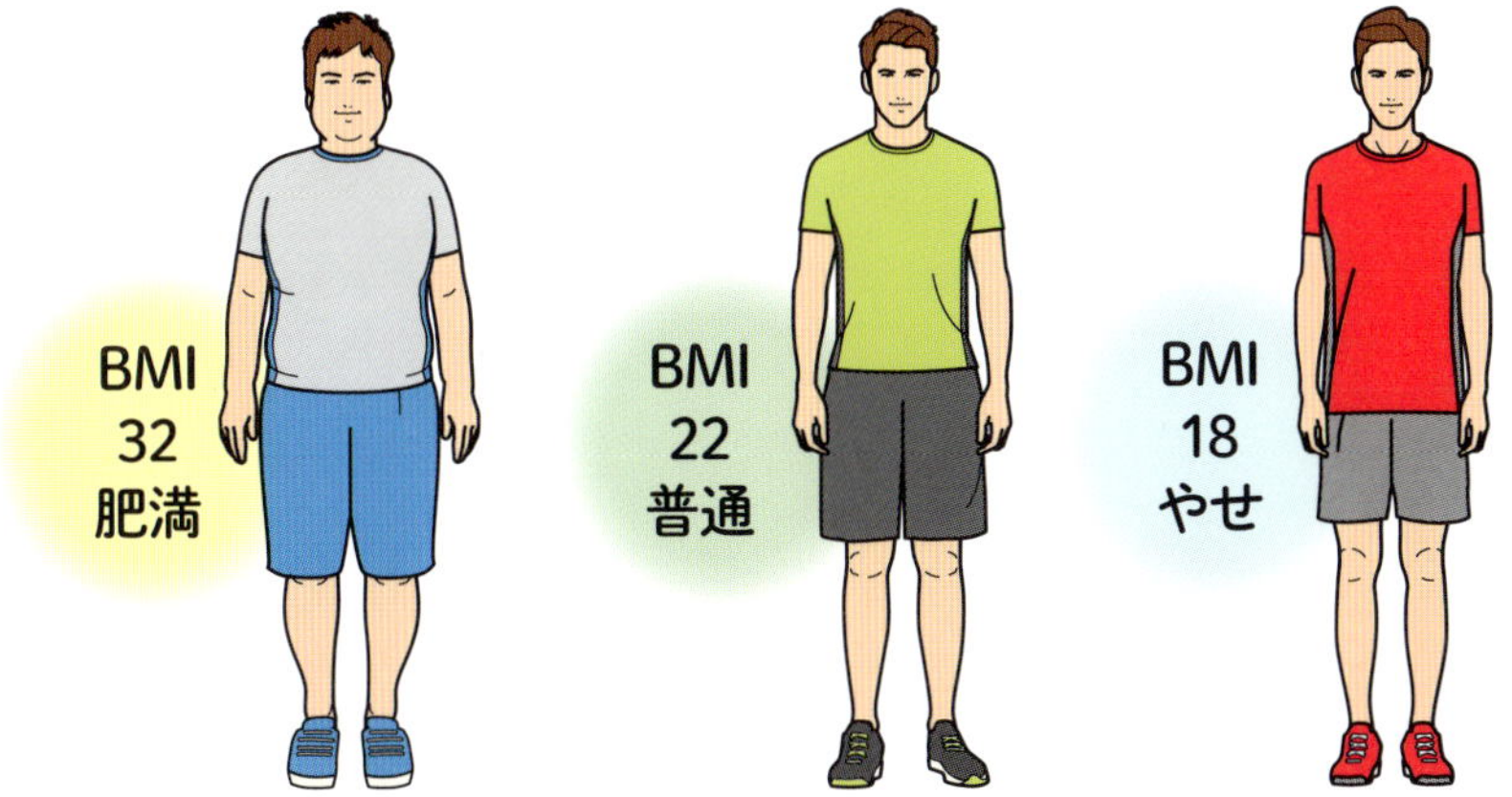

1日に必要な食事量を算出するための計算法

1日に必要なエネルギー（kcal） ＝ 標準体重（kg） × 標準体重1kg当たりに必要なエネルギー（kcal）

標準体重を算出するため計算法

標準体重（kg） ＝ 身長（m） × 身長（m） × 22
（標準体重の BMI 指標）

例1 身長185cmの建設作業員の場合

1.85 × 1.85 × 22 × 40 ＝ 約3012kcal

例2 身長162cmの営業職の場合

1.62 × 1.62 × 22 × 35 ＝ 約2021kcal

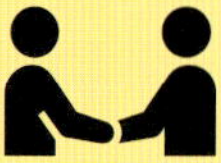

例3 身長178cmのデスクワーカーの場合

1.78 × 1.78 × 22 × 30 ＝ 約2091kcal

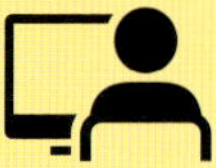

標準体重 1kg 当たりに必要なエネルギー

安静にしている人、お年寄り	20 ～ 25kcal
デスクワークが多い事務職、技術者、管理職など	25 ～ 30kcal
外回りが多い営業職、店員、工員など	30 ～ 35kcal
農業・漁業従事者、建設作業員など	35 ～ 40kcal

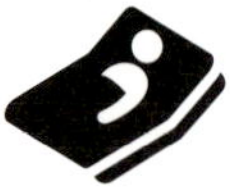

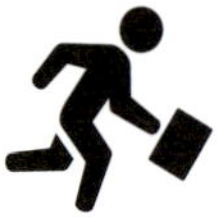

12 早食い防止に「硬い」「黒い」を選んで、効果絶大

努力せずに、早食いを直すコツは？

あなたは「早食い」ですか？　早食いの人は、おかずを口に運ぶやいなや、すぐさま次のおかずへアプローチ。**まるで噛まずに飲み込むがごとくです。**早食いを防止するには一口当たり30～40回噛むように推奨されていますが、これが案外難しい。というわけで努力せずに早食いを改める、簡単なコツを伝授しましょう！　それは**ふだん口にする食材を、噛み応えのある「硬いもの」に置き換えるというもの。**硬い食品は「黒っぽい」のが特徴。たとえば、白米は五穀米や玄米に置き換え、パンならライ麦パンなどを選ぶのです。

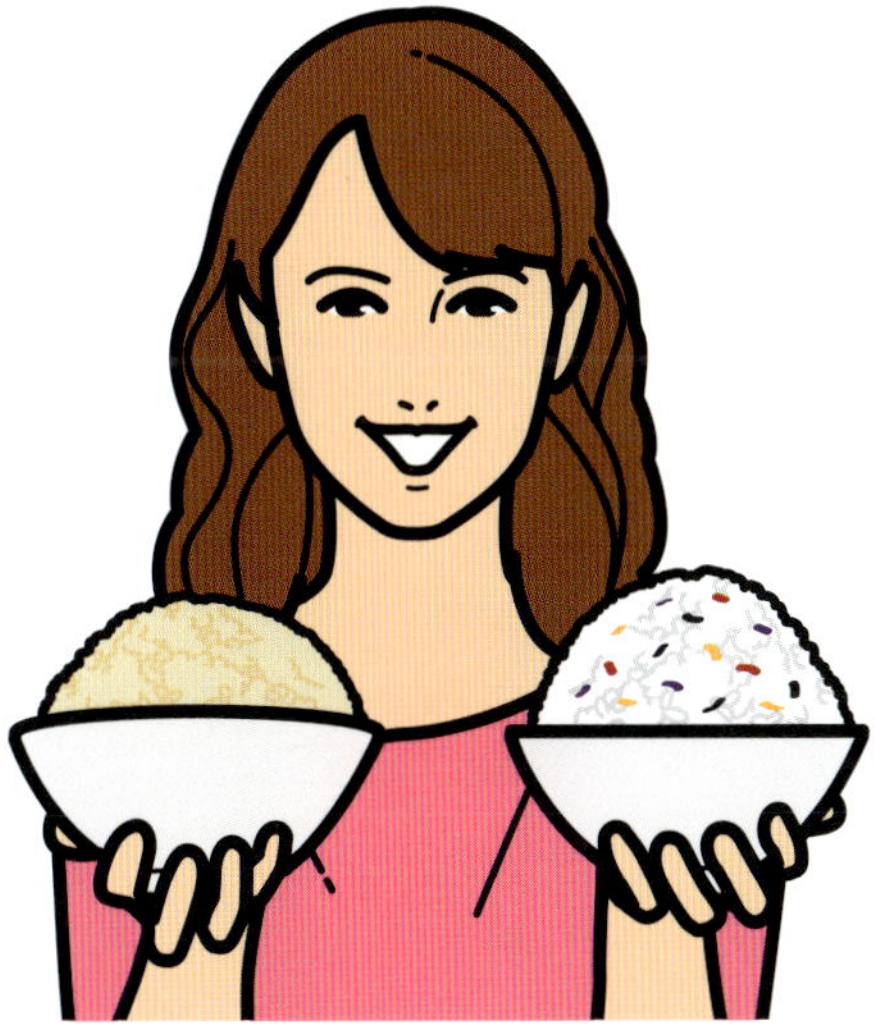

白米を、玄米や五穀米に置き換えるだけで、噛み応えが増し、早食いを防止できます。

13 朝食は食べなさい！スリムな体をキープしやすい

乳酸菌飲料をグビッと1本飲むだけでも！

少しでも摂取カロリーを減らしたいからといって「朝食抜き」をしていませんか？　しかしそれは逆効果。**食事と食事の間が開き過ぎると、ランチのタイミングに空腹感のピークが訪れ、早食い、かつ、ドカ食いになりがちだからです。**

このときの体は飢餓状態で、脂肪をため込む準備万端で、吸収力も半端ありません。今か今かと、食べ物を待ち構えています。また、筋肉を落とさないためには、朝食のたんぱく質は欠かせません。朝から目玉焼きや鮭、ステーキを食べられたら最高です。

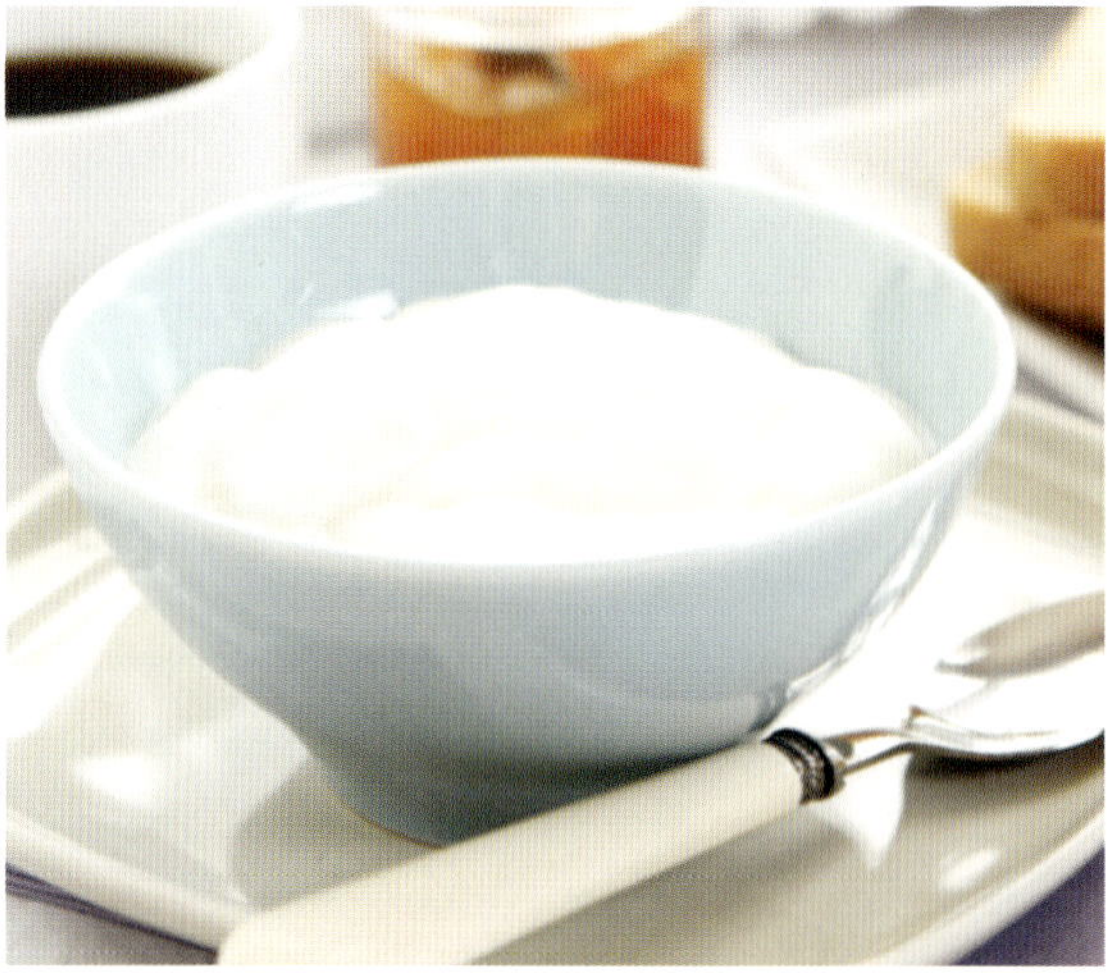

ヨーグルトは、たんぱく質も含み、のどごしもいいので、朝食を食べるのが苦手な人にもおすすめだ。

14

夜10時以降のズボラワザ！疲れないパワフルな体がよみがえる

翌朝の爽快感、体の軽さが、全然違う！

夜10時以降の晩飯は食べない！

これが究極のズボラ戦術です。いくら働き方改革が進んだといっても、帰宅が深夜に及び、夕食が夜10時以降になることはあるでしょう。**そんな場合はもう、食事をサボる。**ホットミルクを1杯飲んで、すぐ寝てしまうのです。**睡眠時に胃腸がしっかり休まるから、翌朝の爽快感、体の軽さが圧巻。**さわやかな起床とともに、おいしい朝食を楽しむ。この爽快感を一度経験すると、病みつきになります。もう、寝る前にお腹がパンパンになるまで食べるなど、決してしなくなりますよ！

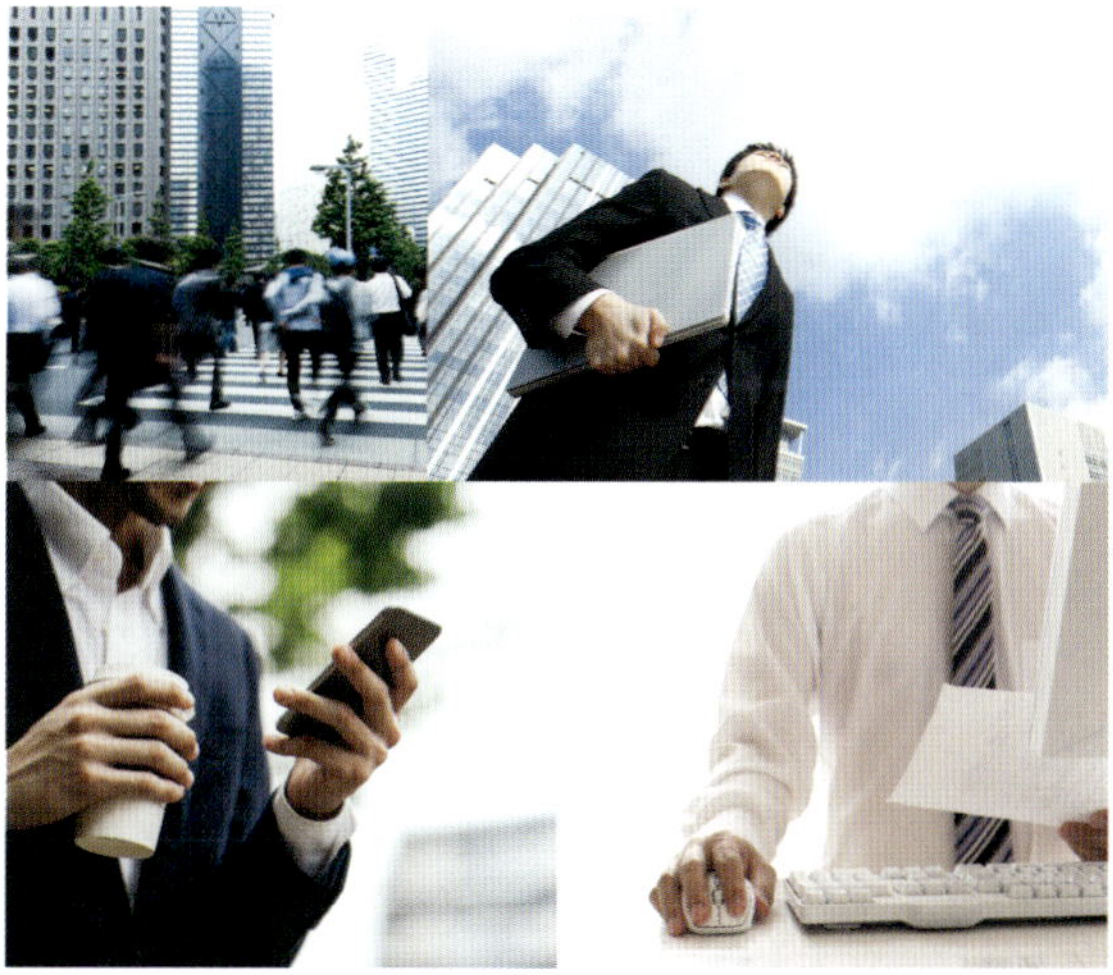

食べずに寝てしまう爽快感が、病みつきに。翌日の日中もアクティブに動ける！

15 食べる「脂肪吸引器」に腸内掃除をまかせてしまえ！

脂質やコレステロールを絡めとる！

食物繊維は、いくら食べても太りませんし、コレステロールも増えません。主食の穀類や野菜に主に含まれる炭水化物の一種ですが、人間に備わっている消化酵素では消化されないからです。しかも腸内をクリーニングし、余分な脂質やコレステロールを絡めとりながら排泄してくれる、献身的で健気な優秀食材なのです！

食物繊維は大きく2種類に分けられます。水に溶ける水溶性と、水に溶けない不溶性のものです。どちらがいいとか悪いではなく、どちらも大事。

水溶性食物繊維は、海藻や果物に豊富。腸に到達した段階で水に溶けてどろどろのゼリー状になり、**コレステロールや余分な油を絡めとります。**

不溶性食物繊維は、いもや米などの穀物、きのこ、野菜などに豊富に含まれます。**水には溶けませんが、水を吸って膨張する性質があります。この性質により便が増え、腸を刺激してぜんどう運動を活性化し、便秘解消に役立ちます。**

摂取量の目標値は、男性20g以上、女性18g以上、脂質異常のある人は25g。しかし日本人は1日平均14gほどしかとれていません。ぜひ左ページの食物繊維を大量にとれる食材を食べましょう。

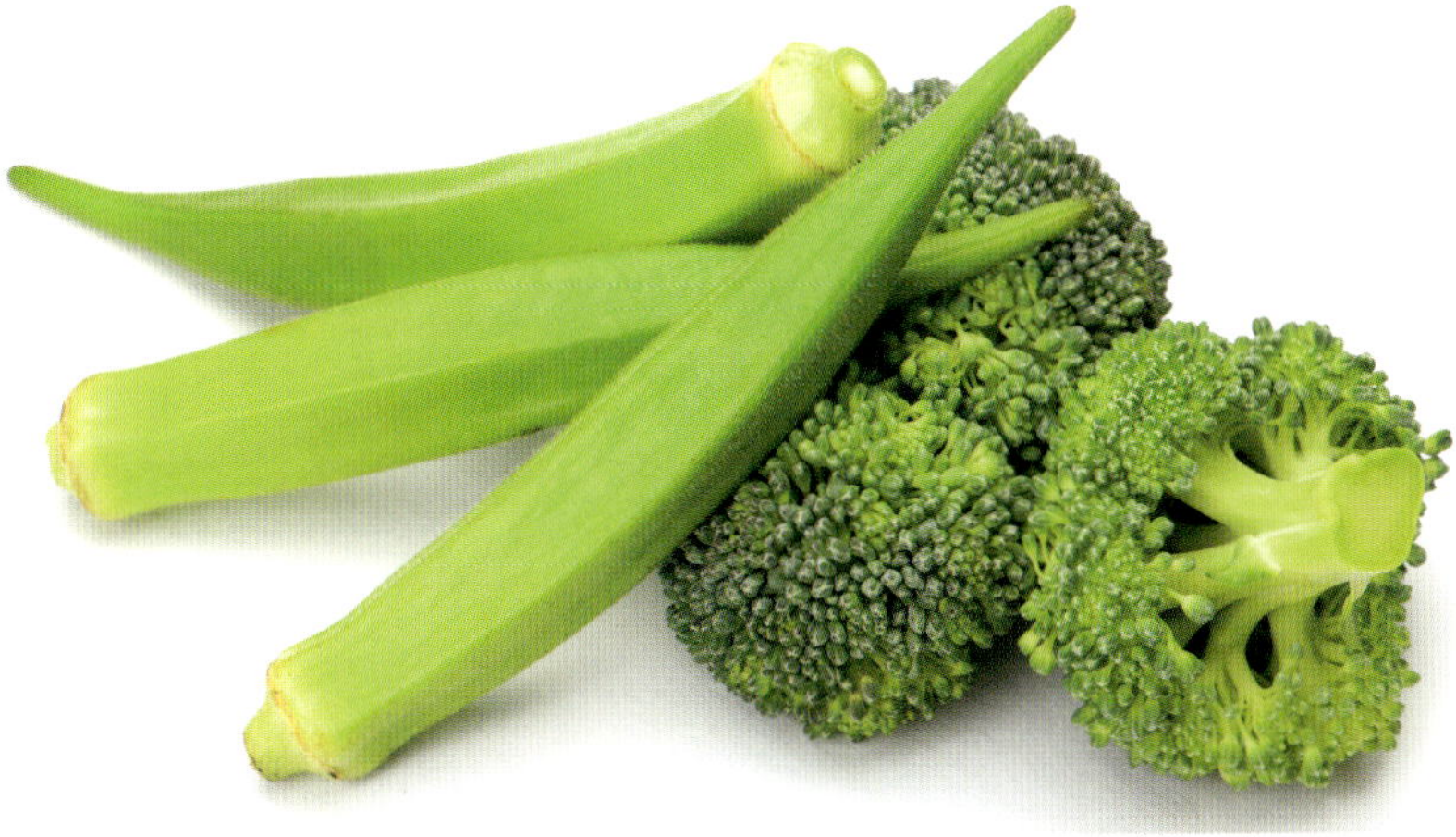

野菜を積極的にとることは大切だ。ただ毎日、毎食とるのが難しいズボラ人間には、主食の白米を、玄米や穀物に置き換えるのが最も手軽な方法だ！　以下の表は茶碗１杯分だが、毎日２杯、３杯と食べたら大きな差になる。

食品名	目安量	食物繊維（g）
玄米	1杯（150 g）	2.1
雑穀米	1杯（150 g）	2.3
全粒粉	100 g	9.7
あしたば	4～5本（100 g）	5.6
ごぼう	1/2本（90 g）	5.1
ブロッコリー	1個（100 g）	4.4
切り干し大根	20 g	4.1
かぼちゃ（西洋）	1/8個（110 g）	3.9
たけのこ（ゆで）	100 g	3.3
大根の葉	80 g	3.2
スイートコーン（ゆで）	1本（100 g）	3.1
モロヘイヤ	1/2袋（50 g）	3.2
かんぴょう（乾燥品）	10 g	3
オクラ	中6本（50 g）	2.5

1日に食べたい食品の目安量

（LDLコレステロールが高めの人の場合）

食品のグループ	食品名	1日の総摂取エネルギー		
		1400kcal	1600kcal	1800kcal
穀類	白米	130 g	150 g	170 g
いも類		35～70 g	40～80 g	80～100 g
大豆・大豆製品		豆腐なら 100 g	豆腐なら 100 g	豆腐なら 100 g
野菜類	淡色野菜	200 g	200 g	200 g
	緑黄色野菜	150g	150 g	150g
	海藻 きのこ こんにゃく	とり混ぜて 50 g	とり混ぜて 50 g	とり混ぜて 50 g
果実類		100～200 g	100～200 g	100～200 g

白米、いも、大豆、野菜、果実をまんべんなくとっていれば、十分な食物繊維が摂取でき、コレステロール軽減に効果が期待できるはず。

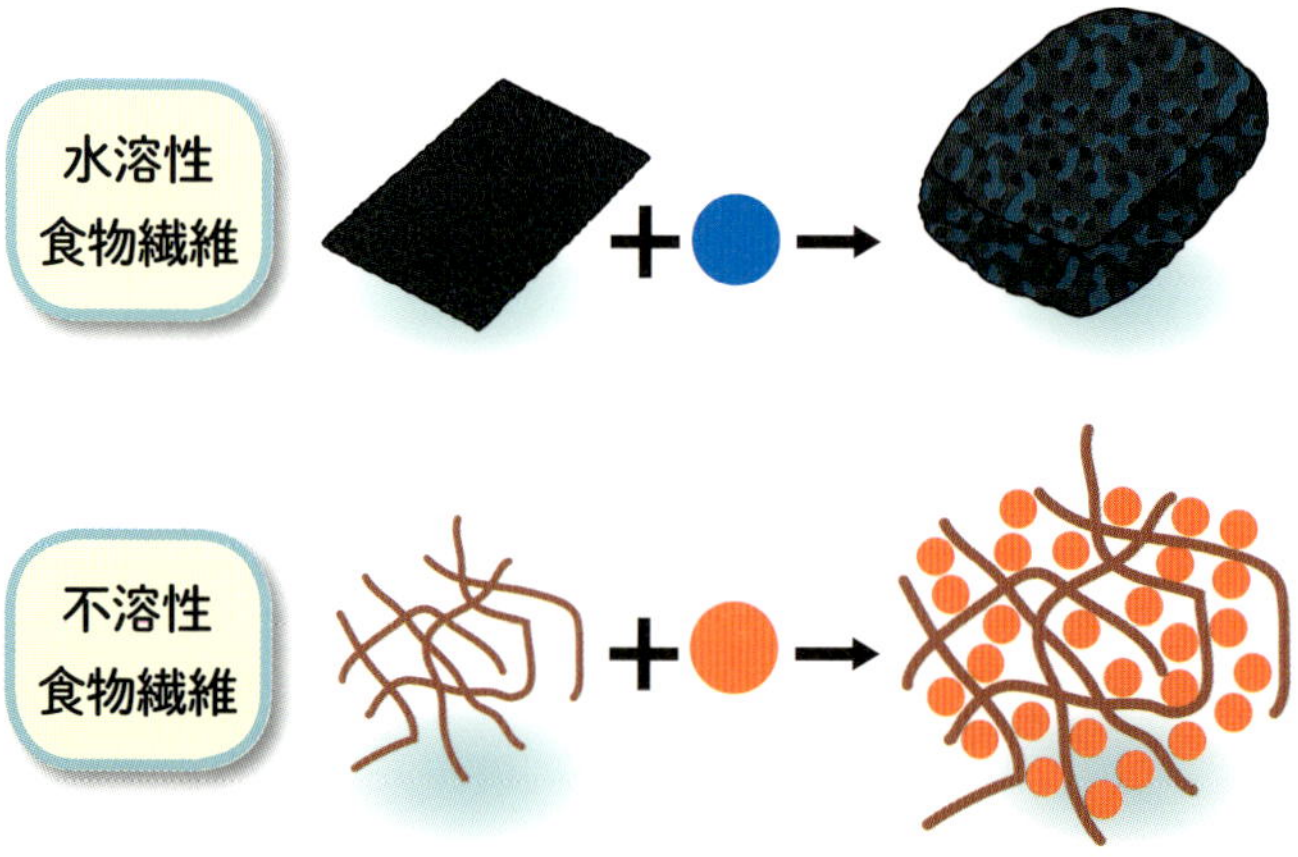

水溶性はコレステロールや余分な油を絡めとる。不溶性は水を吸って便を増やす。

第3章

「脂質」と「糖」。これだけ知ればうまくいく！

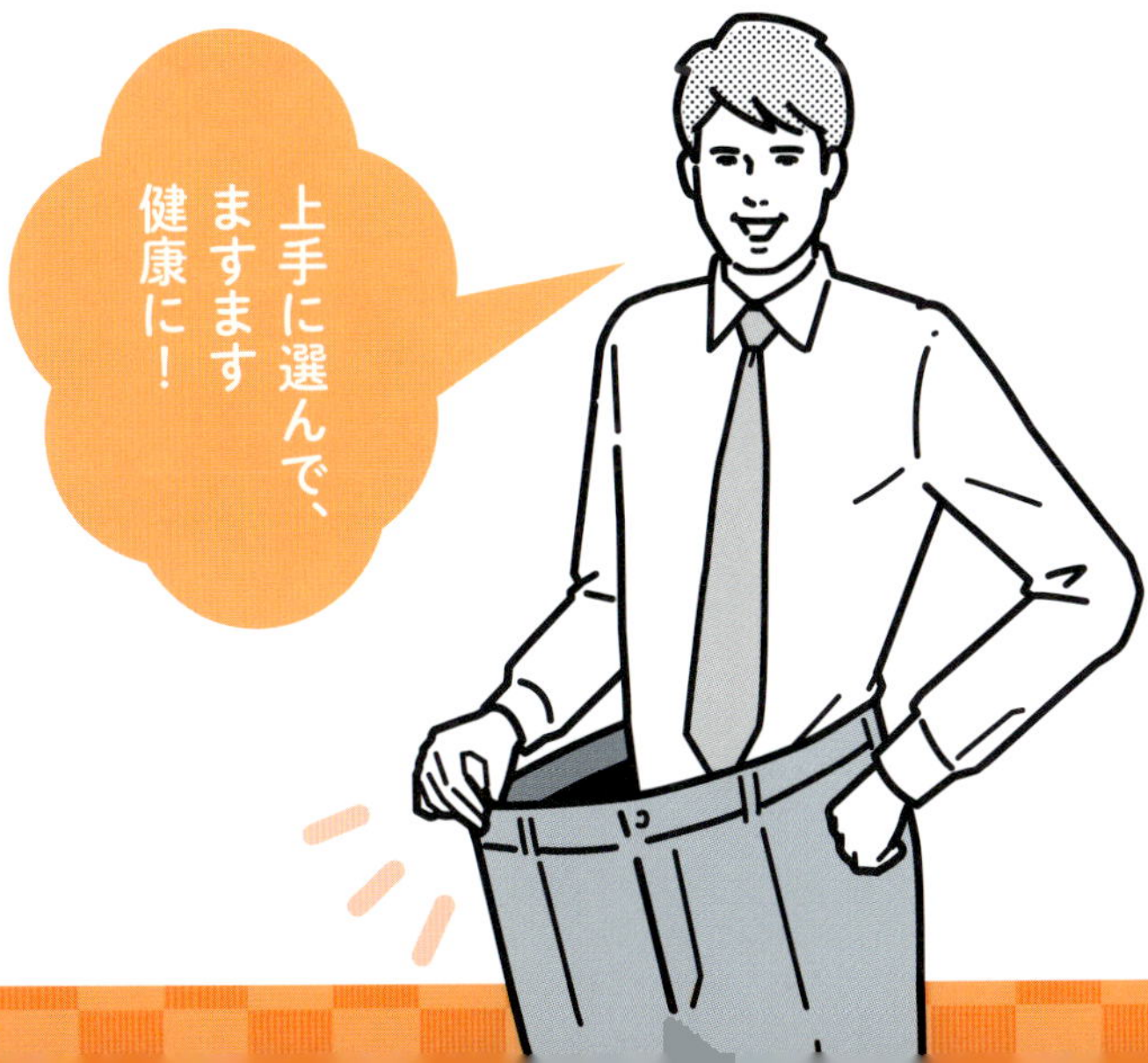

16

健康な人は、体にいい脂肪をたっぷりとっている！

悪玉コレステロールを減らす「いい脂質」もある！

「脂質」といえば、真っ先に悪者扱いされがち。確かにコレステロールと中性脂肪を減らしたい人にとって脂質は、最も敏感になる食材でしょう。でも、**脂質は私たちが生きるうえで欠かせない「三大栄養素」のうちのひとつ**。単純に脂肪だけ減らせば健康になるわけではありません。正しい知識に基づき、バランスよくとりたいものです。

まず、1日に必要な脂質の「量」を説明します。32ページで計算した1日に必要なエネルギーのうち、脂質から20～25％を摂取するのが理想。つまり必要なエネルギーが1600㎉の人は、320～400㎉を脂質からまかないます。これは食用油や肉に含まれる脂を併せて35～45gほどの量。大さじ1杯のサラダ油は12gですから、大さじ3杯くらいは毎日とる計算になりますね。

次に、脂質の「種類」についても検討します。すべての脂質が悪玉コレステロールを増やす「悪者」ではありません。**悪玉コレステロールを減らす「いい脂質」もあるのです。**左ページに示す通り脂質を構成する脂肪酸は、大きく2つに分類されます。健康的なコンディションを維持するために、数種類の脂質をバランスよく摂取しましょう。

脂肪酸の種類

日常生活で十分とれていることが多いのであまりとらなくていい脂肪	飽和脂肪酸	パルミチン酸	パーム油、ショートニング バター	とり過ぎるとコレステロールや中性脂肪を増やす（ステアリン酸以外） △
		ミリスチン酸	ヤシ油、パーム油、バター	
		ステアリン酸	ラード、ヘッド、チョコレート	
		ラウリン酸	パーム核油、ヤシ油、ココナッツ	
		酪酸	バター、生クリーム、チーズ	

意識して積極的にとりたい脂肪	不飽和脂肪酸	一価不飽和脂肪酸		オレイン酸	オリーブオイル なたね油 アーモンド	ＬＤＬコレステロールを減らす
		多価不飽和脂肪酸	オメガ6系脂肪酸	リノール酸	サフラワー油 ひまわり油 大豆油、コーン油 ゴマ油、くるみ	適度にとればＬＤＬコレステロールを減らす
				γ－リノレン酸	月見草油、母乳	
				アラキドン酸	レバー	
			オメガ3系脂肪酸	α－リノレン酸	シソ油、エゴマ油 アマニ油	血栓予防、中性脂肪を減らす ○
				ＥＰＡ	マグロ（トロ） イワシ、タチウオ サンマ、サバ	
				ＤＨＡ	マグロ（トロ） サンマ、タチウオ ブリ、鮭、サバ	

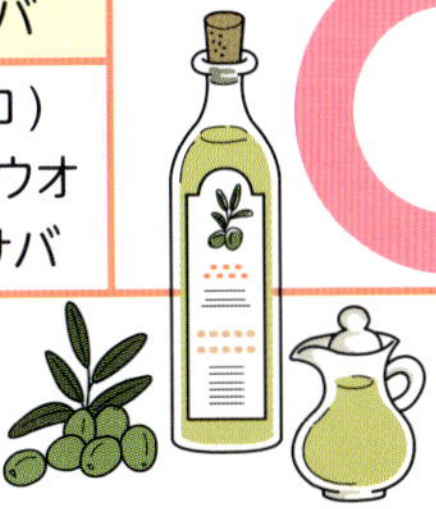

17

オイリーなグルメ好きに！ とっておきの油

エクストラバージンオリーブオイルは別格！

オレイン酸は、リノール酸と同じ不飽和酸の一種。リノール酸が善玉のHDLと悪玉のLDLの両方のコレステロールを減らすのに対し、オレイン酸はHDLを減らさず、LDLだけを減らします。要は、善玉は減らさず悪玉だけ減らすから、高コレステロール状態の改善に打ってつけ。しかも、肝臓への脂肪の蓄積も防止します。**この優れた性質をもつオレイン酸を70％以上含むのが、エクストラバージンオリーブオイルなのです！**

一方で、広く日本の一般家庭で用いられるコーン油、大豆油などの植物油は、リノール酸。適度にとればコレステロールを減らせるが、とり過ぎると免疫力の低下につながります。

ほかの植物油に比べてエクストラバージンオリーブオイルは、酸化しにくいのも特徴。これはオレイン酸自体が酸化しにくいのに加え、抗酸化性の強いポリフェノールを含有するからです。

酸化しやすい油ばかりとっていると、過酸化脂質という有害物質が発生し、動脈硬化やがん、糖尿病などの生活習慣病を招きます。ちょっとだけ高価ですがエクストラバージンオリーブオイルを選びましょう！

スーパーオイル！

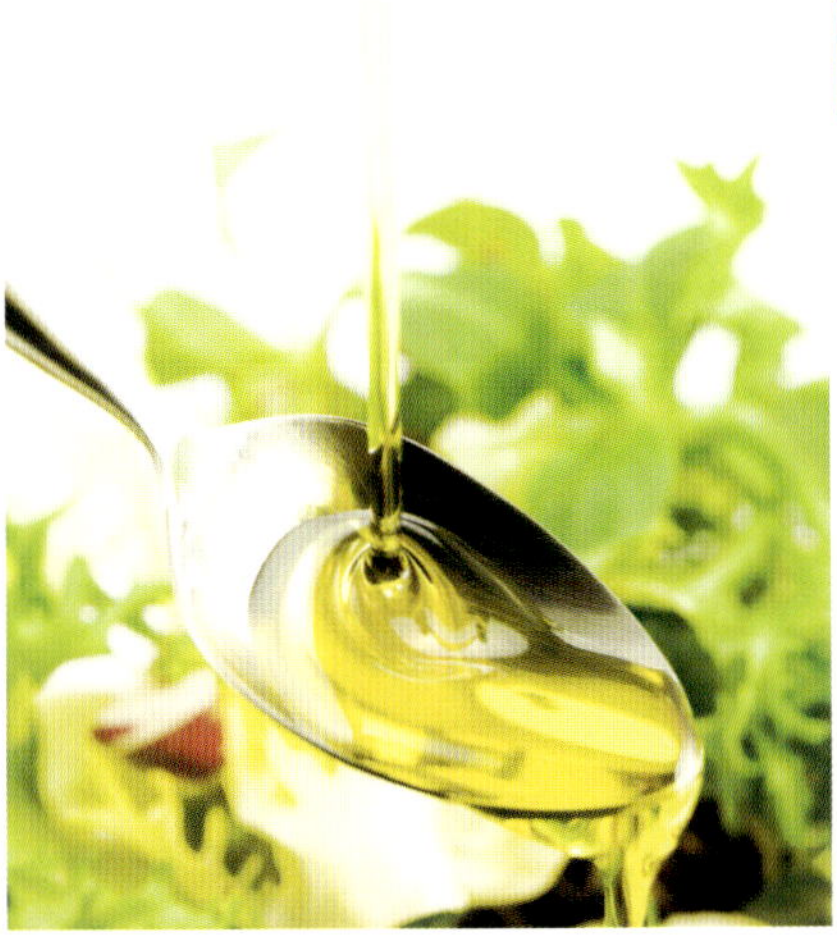

エクストラバージンオリーブオイルには、悪玉のLDLを減らし、善玉のHDLを増やすのに効果的なオレイン酸が、70％以上も含まれている。また抗酸化性の強いポリフェノールも豊富。生活習慣病を予防するスーパーオイルだ！　**ピュアオリーブオイルは抗酸化作用が弱いのであまりすすめられない。**

さまざまな食材に意外なおいしさをプラス！

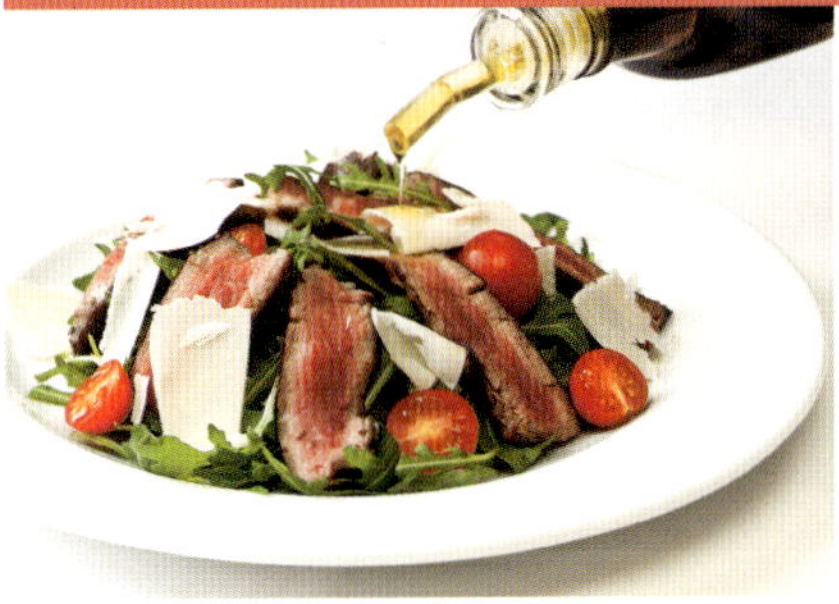

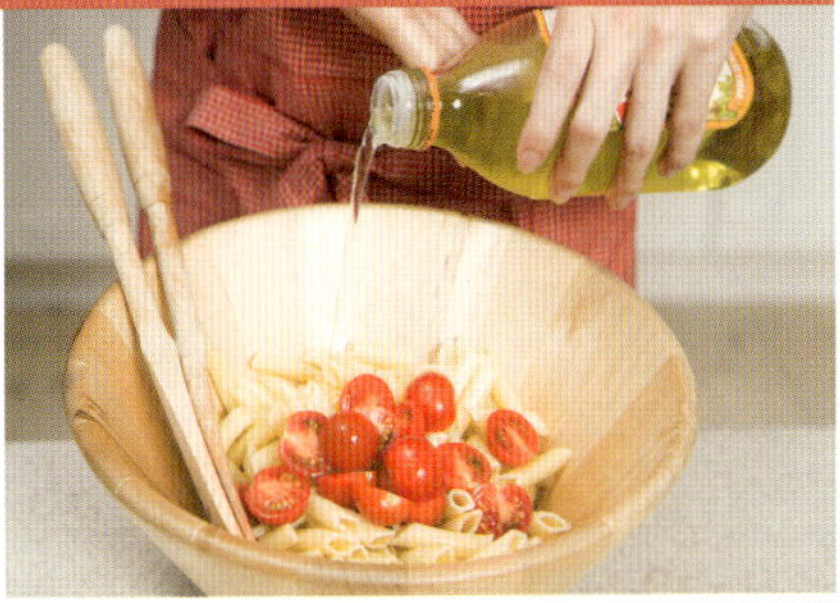

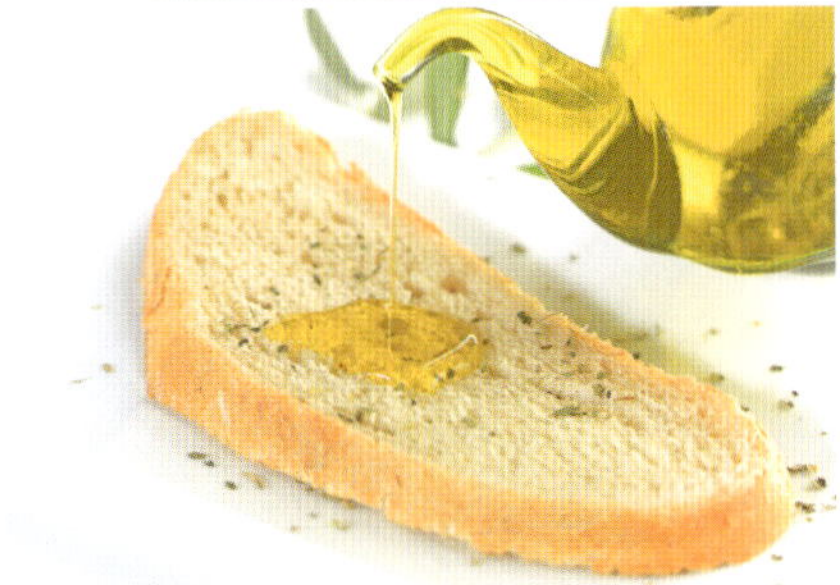

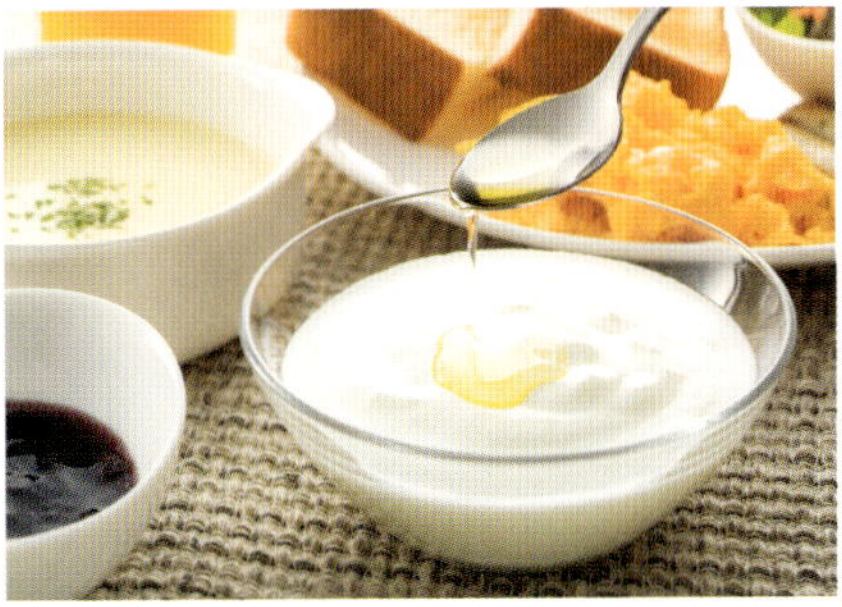

エクストラバージンオリーブオイルのテイストは、さまざまな食材にマッチ。サラダにかけるほか、パンにしみ込ませても美味。ヨーグルトなどにも意外と合う！

18 肉は「部位を選ぶ」「蒸す」「茹でる」でヘルシーに

「揚げる」場合は具材を大きめに切ってカロリーオフ！

肉も調理の仕方しだい！　コレステロールや中性脂肪を増やしやすい食品として敬遠されがちですが、**肉は筋肉や血管をつくるのに必要なたんぱく質の供給源となる大切な食品です。**

肉は、蒸したり茹《ゆ》でたりすると余分な脂が落ちるので、カロリーをカットできます。グリルで焼いても脂がポトポト落ちます。炒め料理をするときは、焦《こ》げ付きにくいフッ素樹脂加工のフライパンを使用すると調理用油の使用量を控えることができます。調理中に肉から出た余分な油は、キッチンペーパーなどで吸い取ります。

肉を揚げるなら、具材は大きめに切るのが◎。油を吸う表面積が小さくなるからです。細かく刻むほど吸いやすくなります。また衣は少なめにして、揚げたあとは油を十分切りましょう。

肉は部位によっても、カロリーがずいぶん違います。鶏のささみが100g当たり105㎉なのに対し、牛肉のバラは517㎉。左ページに示すように、ヒレやももなどの脂身が少ない赤身肉は、比較的低カロリーです。逆に高級な霜降り和牛はNG。**カロリーを抑える観点では、サシが少ない安価な輸入牛がベターです。**

肉のエネルギー量

100g中

牛

ヒレ	223kcal
もも	246kcal
肩ロース	411kcal
サーロイン	498kcal
バラ	517kcal

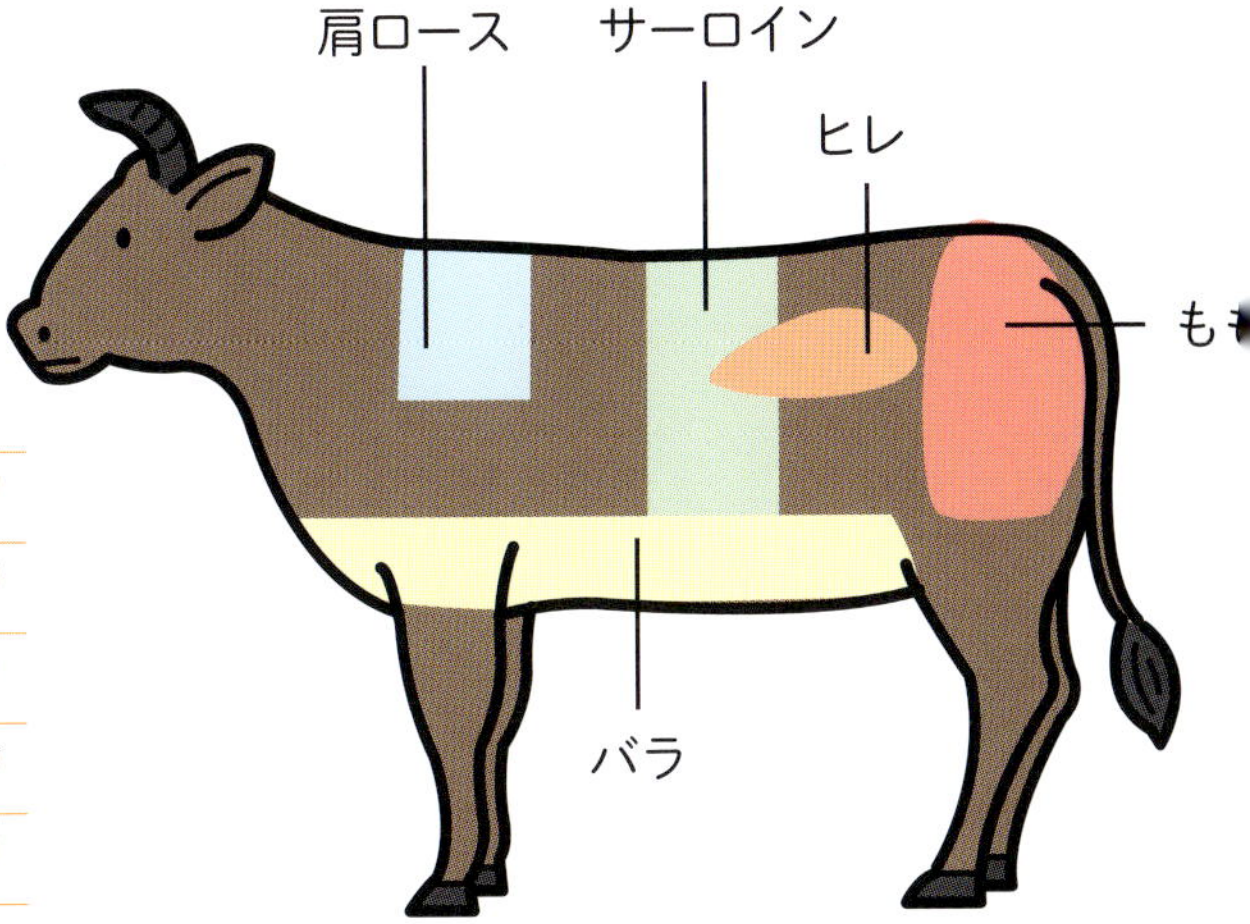

豚

ヒレ	115kcal
もも	183kcal
肩ロース	253kcal
バラ	380kcal

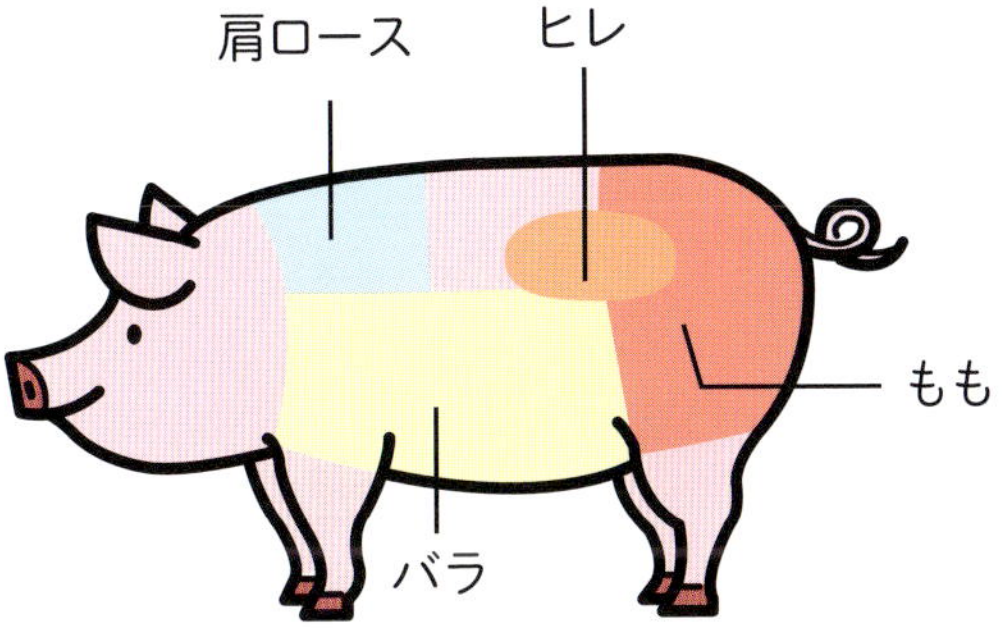

鶏

ささみ	105kcal
むね	191kcal
手羽	211kcal

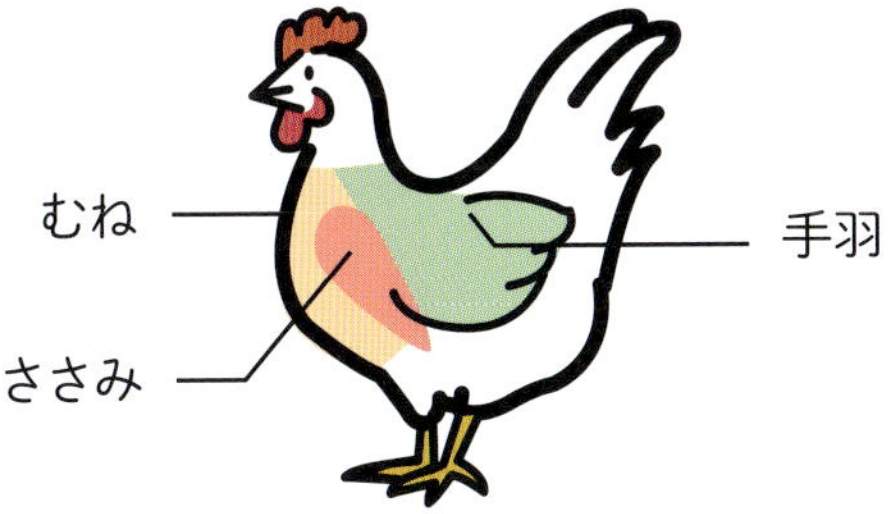

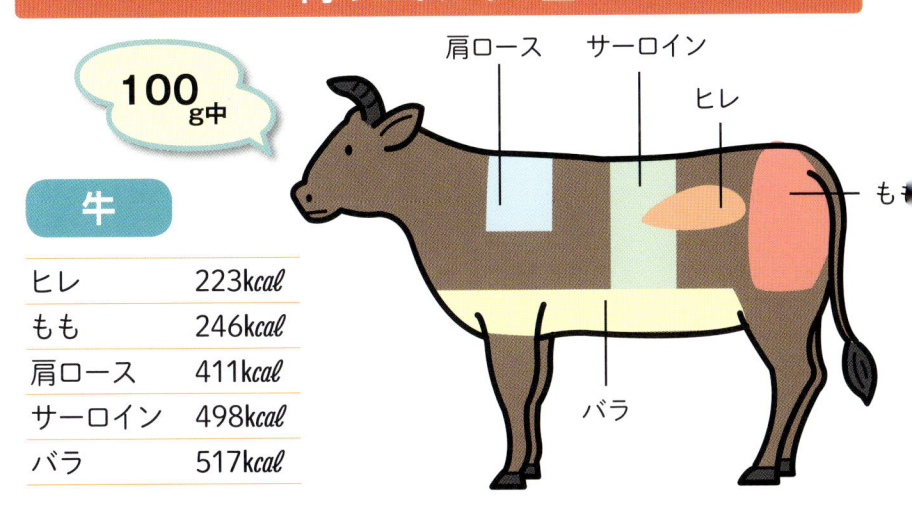

19 マイ水筒を持てば、財布はふくれてお腹は凹む！

水分補給は無糖がベストチョイス！

1本当たり20g以上の砂糖が含まれている甘い清涼飲料水や缶コーヒー。**角砂糖に換算すると、5粒食べるのと同じ。**毎日飲んでいたら大変なことに。水分補給には麦茶や緑茶、ブラックコーヒー、水、甘味料が足されていない炭酸水がおすすめです。コスト面の負担も看過できません。1本150円なら、2本で300円。これを水道水に代えれば、それだけでお小遣いアップも同然！

夏場、熱中症予防のための水分補給時には、同時に塩分も摂取しましょう。水と梅干し、あるいは少しの塩をとれば、コンディションが整います。

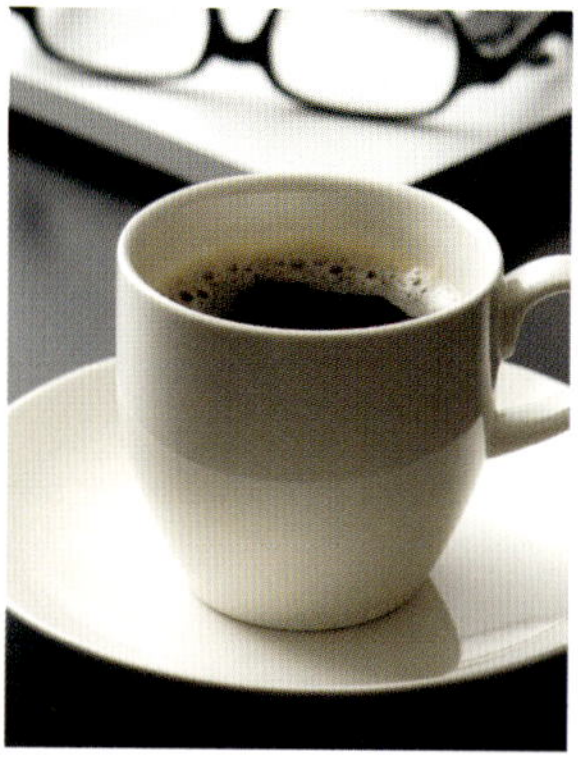

無糖がおすすめ

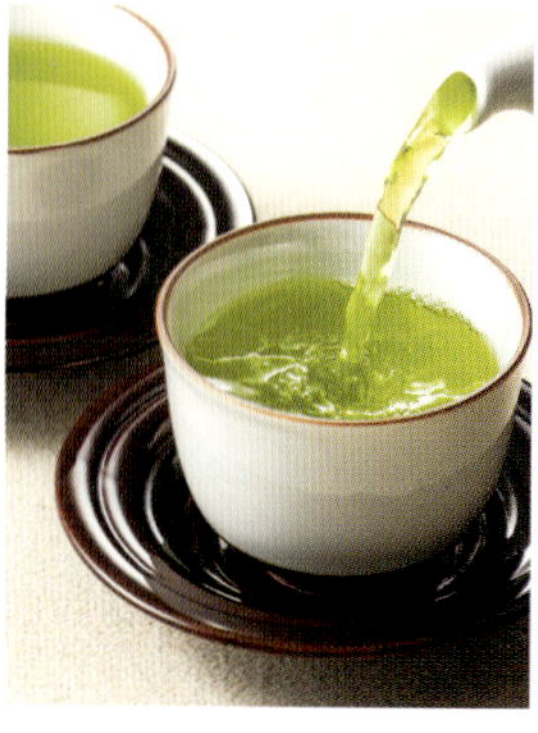

清涼飲料水や砂糖入り缶コーヒーは、案外高カロリー。無糖のブラックコーヒーやお茶はミネラルも補給できておすすめ。

糖分も浪費もカット！

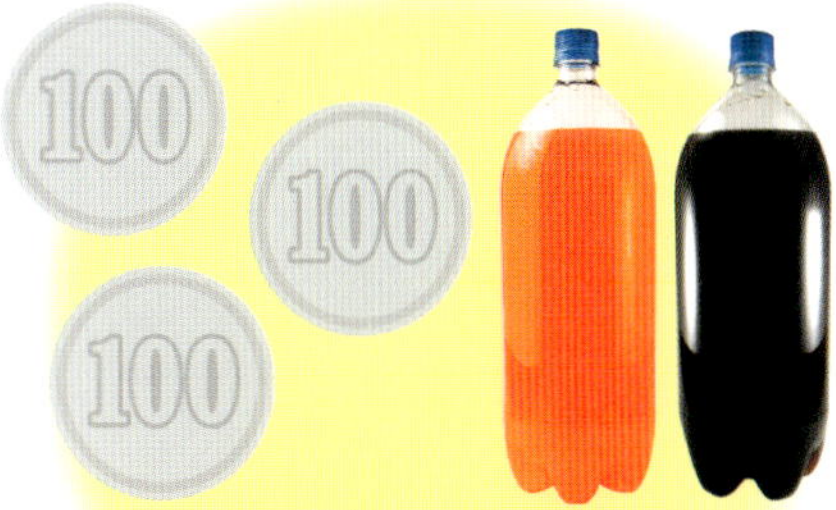

1日に2本飲めば300円。
1カ月だと……

**300円×30日で
9000円にも！**

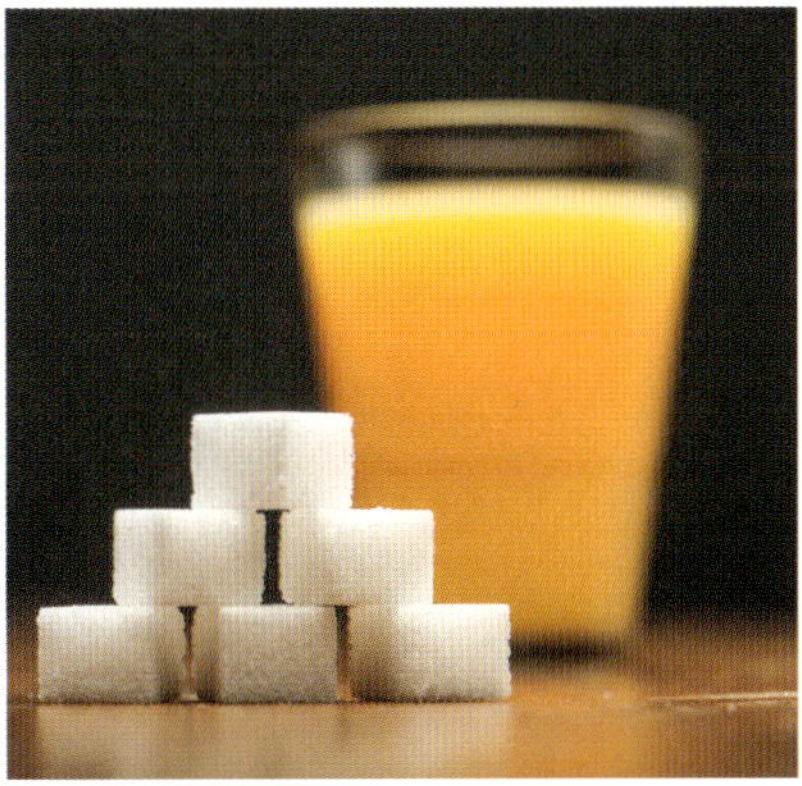

角砂糖に換算すると、糖分のとり過ぎを自覚できる。

コーヒーでやせる。選ぶならアイスよりホット！

コーヒーは、カフェイン酸を多く含みます。眠気覚ましとして知られるカフェイン酸ですが、一方では脂肪分解酵素であるリパーゼを活性化し、脂肪の分解を促進。体脂肪を減らす効果が期待できます。

またコーヒーには、ポリフェノールのひとつであるクロロゲン酸が含まれます。クロロゲン酸は抗酸化作用が優れていて、ＬＤＬの酸化を防止します。そのほか、血管の老化を防ぐなど、糖代謝を活性化して血糖値を下げる作用もあると考えられています。

しかし、ここで注意点。砂糖やミルクを入れてしまうと、せっかくの効果も台無しに。また、冷たい飲み物は内臓を冷やして脂肪の蓄積を促します。選ぶなら香りやリラックス効果も楽しめるホットコーヒーがいいでしょう。苦みのきいたブラックのホットコーヒーを、1日2～3杯飲めば、最高の恩恵にあずかれます！

20 脂質たっぷりの中華料理でも太らない秘密は、ウーロン茶、紅茶、緑茶

コレステロールのバランスを最適化!

日本人になじみの深い緑茶には、4種類以上のカテキンが含まれており、コレステロールを減らす有効成分が豊富です。そのうちの一種「エピガロカテキンガレート」には、次の5つの特筆すべき働きが認められています。

❶コレステロールの吸収を抑制。
❷体外へのコレステロールの排出を促進。
❸悪玉のLDLコレステロールを減少させ、善玉のHDLコレステロールを増加させる。
❹LDLコレステロールの酸化を防止。
❺中性脂肪の分解を促進。

要約すると、緑茶がコレステロールのバランスを最適化すると説明できます。脂っこい食事をしたあとは緑茶をいただきましょう。同様に紅茶もカテキンが豊富。緑茶と同じ効能を期待できます。

中国人はやせている印象がありませんか? 油を使う中華料理を多く食べるわりに中国人がスリムなのは、ウーロン茶の影響といわれます。半発酵状態の製造過程でポリフェノールの一種が増加するウーロン茶。ポリフェノールは抗酸化物質で、コレステロールの酸化を抑えて中性脂肪の分解を促します。水よりもお茶がおすすめです!

第4章 食べて改善！ 薬のような「魔法の食材」

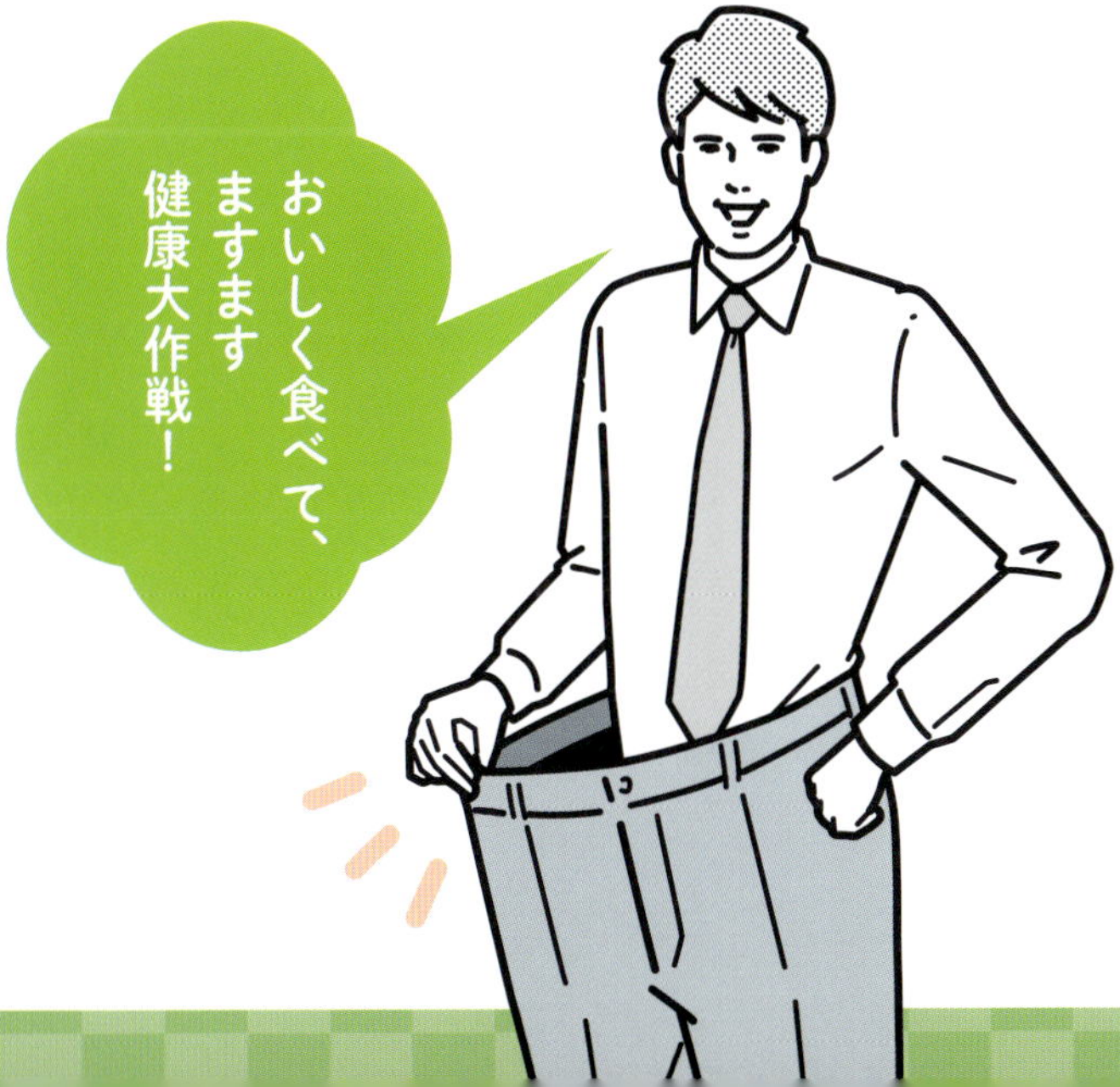

21 スプーン1杯で！酢はコレステロール低減効果大

「飲む酢」なら、さらに手軽に！

酢が体にいいといわれますが、**コレステロール値の改善にも有効でしょうか？** ミツカングループ本社中央研究所所長の岸幹也先生による、総コレステロール値が高めな男女95人を対象に行なった実験を紹介します。使用したのは、りんご酢を15mℓ入れた100mℓの食酢飲料と、酢を混ぜたと偽った100mℓの普通の水（プラセボ飲料）。Aグループには、普通の水を1日に2杯、Bグループには、食酢飲料1杯と水1杯、Cグループには、食酢飲料2杯を、12週間にわたって継続的にとってもらいました。左ページのグラフが**その結果。**

導かれる結論は次の通りです。

❶りんご酢のコレステロール減少効果は大きい。

❷1日15mℓと30mℓでは差が小さい。

実験では、りんご酢を混ぜた飲料を使用しましたが、血中総コレステロールを減らす作用がある成分は酢酸なので、黒酢、果実酢、穀物酢など、いかなる酢であっても効果が期待できます。15mℓは、大さじ1杯。**1日に大さじ1杯の酢を料理に使うとよいでしょう。** また「飲む酢」というのも各メーカーから発売されています。水分補給代わりに飲めば、手軽にとることができますね。

食酢による血中総コレステロール値の変化の推移

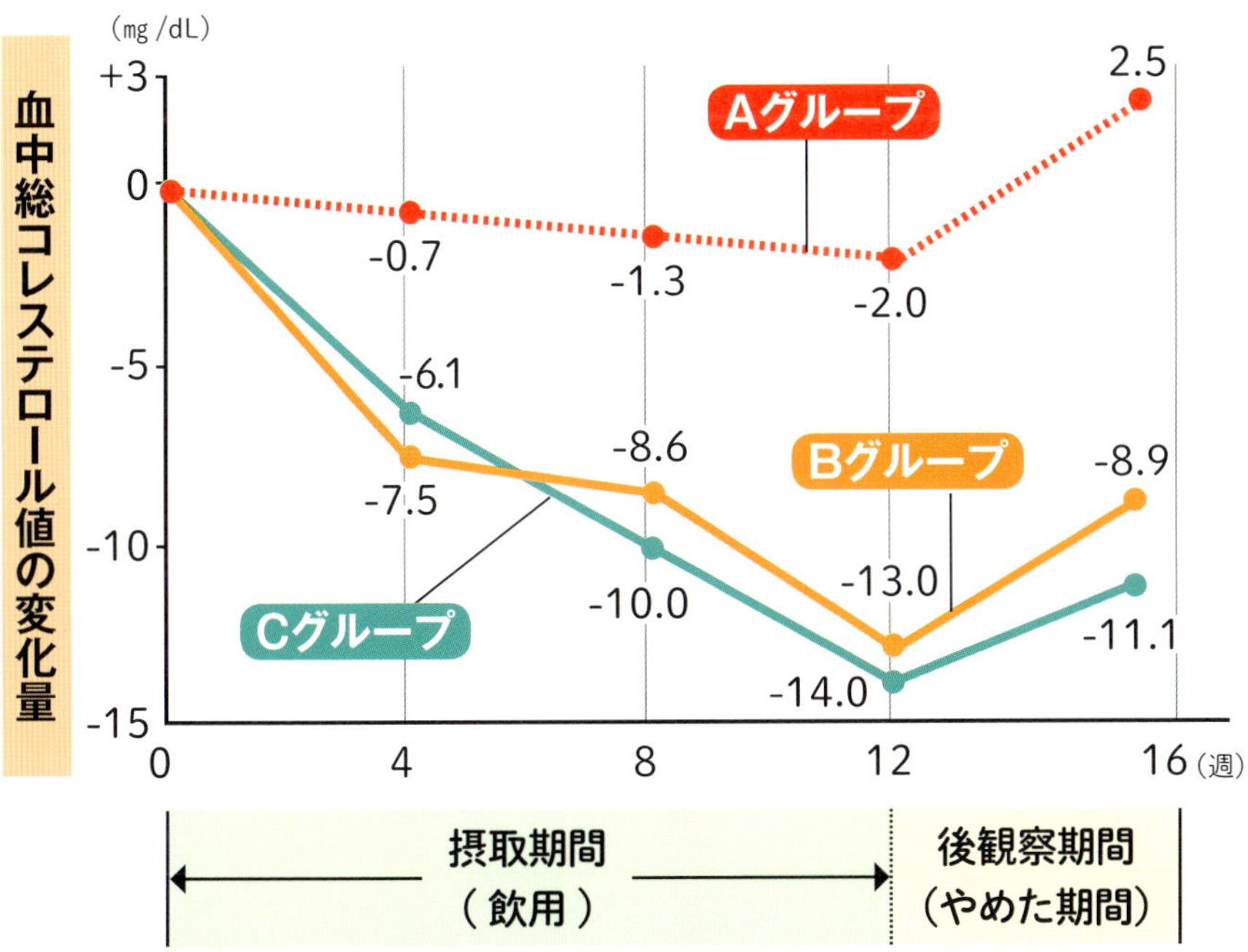

参考資料：『境界域および軽度高コレステロール血症に対する食酢摂取の有用性および安全性』ミツカングループ本社中央研究所

Aグループ ……… 食酢がまったく入っていないプラセボ飲料100㎖を1日2杯飲む。

Bグループ ── 食酢15㎖が入った飲料1杯とプラセボ飲料1本の合計（酢酸は750mg）を飲む。

Cグループ ── 食酢15㎖が入った飲料を1日に2杯(酢酸の合計は1500mg)を飲む。

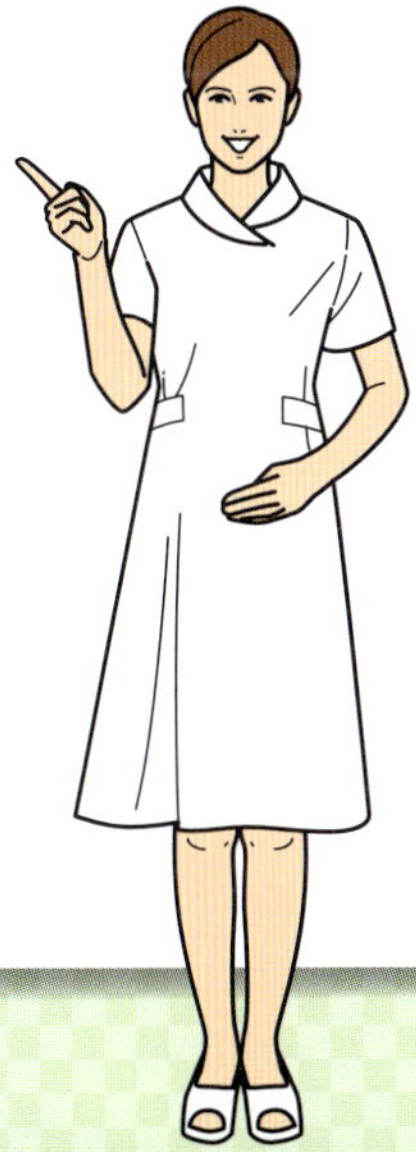

22 香り高いハーブは、代謝アップや若返りにも期待大

ハーブに秘められた強力な抗酸化作用とは!?

さまざまな健康効果があるハーブをもっと料理に取り入れましょう。**数あるハーブの中でも特に抗酸化作用に優れているのが、ローズマリー。**個性的な香りが食欲を刺激し、新陳代謝や胃腸の働きを活発にします。**「若返りのハーブ」**とも称えられ、記憶力や集中力の回復にも役立ちます。

ローズマリーは調理用ハーブ以外に、お茶としても人気。くつろぎながらいただくローズマリーティーは、気分をすっきりさせてくれます。

フェヌグリークというハーブをご存じですか? 高品質なカレー粉によく使用されています。

フェヌグリークは、中性脂肪やＬＤＬコレステロールを減らす効果がハイレベル、さらに血糖値の改善、生理痛の抑制など、婦人科系の症状を緩和する効果もあります。

ほかに、オリーブリーフ、スペアミント、セントジョーンズワート、フェンネル（和名ウイキョウ）などのハーブも素晴らしい風味を楽しめます。

塩分の過剰摂取に由来する高血圧は、脂質異常症を招き、ひいては動脈硬化の原因にもなります。**塩分を控えたい人ほど、ハーブやスパイスの利用が打ってつけです!**

優れた抗菌・抗酸化作用！

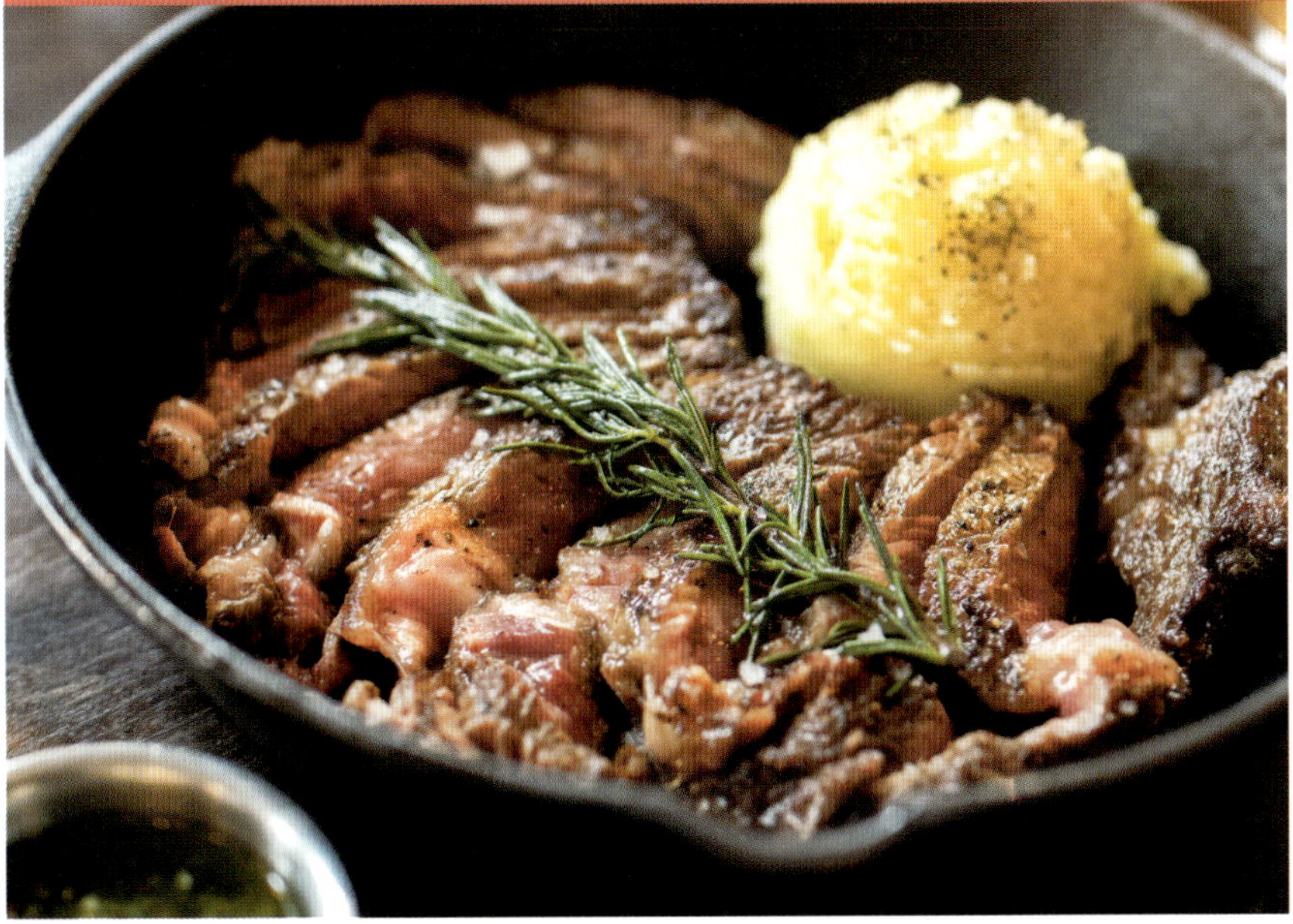

西洋料理に使われるハーブは、抗菌作用・抗酸化作用が期待できる。肉を食べるときなどに、上手に利用したい。

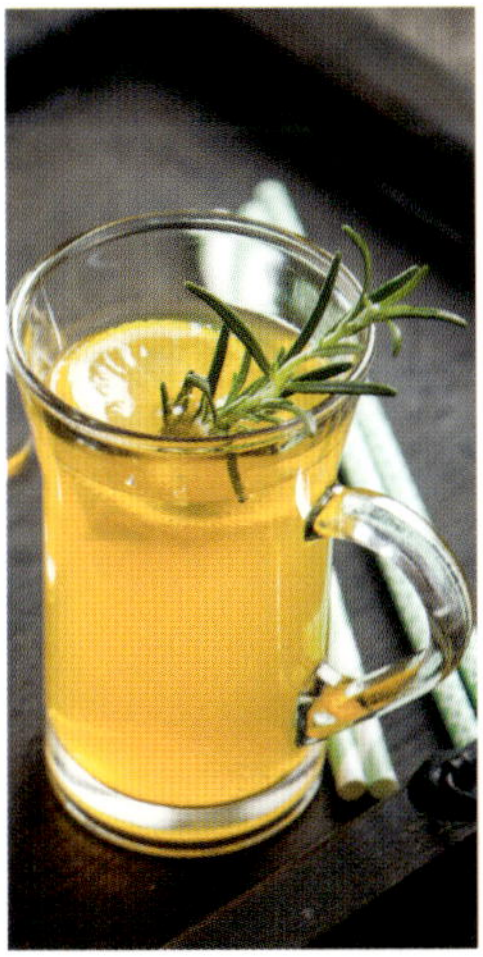

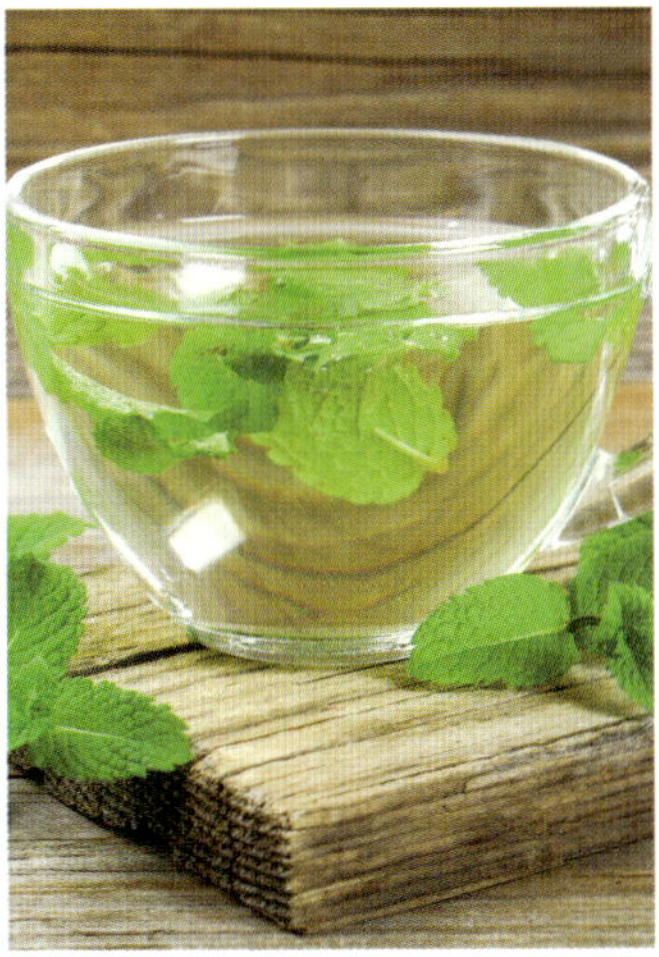

ハーブティーでほっと一息

ローズマリーティーやミントティーは、生の葉を入れたティーポットに熱湯を注ぎ、5分ほど待てば完成。ドライローズマリーでつくるなら、ティーバックに入れて煮出すと風味が豊かになります。

23 ヨーグルトや豆乳は、牛乳よりもいろいろお得

大人の朝には、ミルクよりこれがいい！

朝におすすめなのは、定番のヨーグルト。ヨーグルトは牛乳からつくられるものだから、どちらでもよいのでは？　いえ、ヨーグルトは牛乳を発酵させてつくります。その過程で、**乳酸菌という善玉菌がたっぷり生まれるのです！**　乳酸菌は、便秘や下痢の原因となる悪玉菌を退治し、腸の中を健康な状態に保ちます。加えて、コレステロールを減らす作用もあります。

乳酸菌は表面の粘性が高いのが特徴です。その性質が腸内の胆汁酸やコレステロールを吸着し、便として排泄してくれます。乳酸菌は胆汁酸の再吸収も抑制します。体内で胆汁酸が減ると、肝臓が胆汁酸をつくるために、その材料であるコレステロールが消費されるのです。**だから朝食にカップ1杯のヨーグルトを加えるのはGOOD。**

牛乳に含まれるコレステロールや不飽和脂肪酸などの脂質を摂取したくない人には、豆乳がおすすめ。豆乳は、豆腐の製造過程からできる副産物で、大豆の栄養成分をたっぷり含んでいます。大豆の脂肪は植物性の不飽和脂肪酸です。牛乳と異なり、コレステロールは含んでいません。脂質を制限したい人には、豆乳がベストマッチです！

乳酸菌が腸内環境を整える

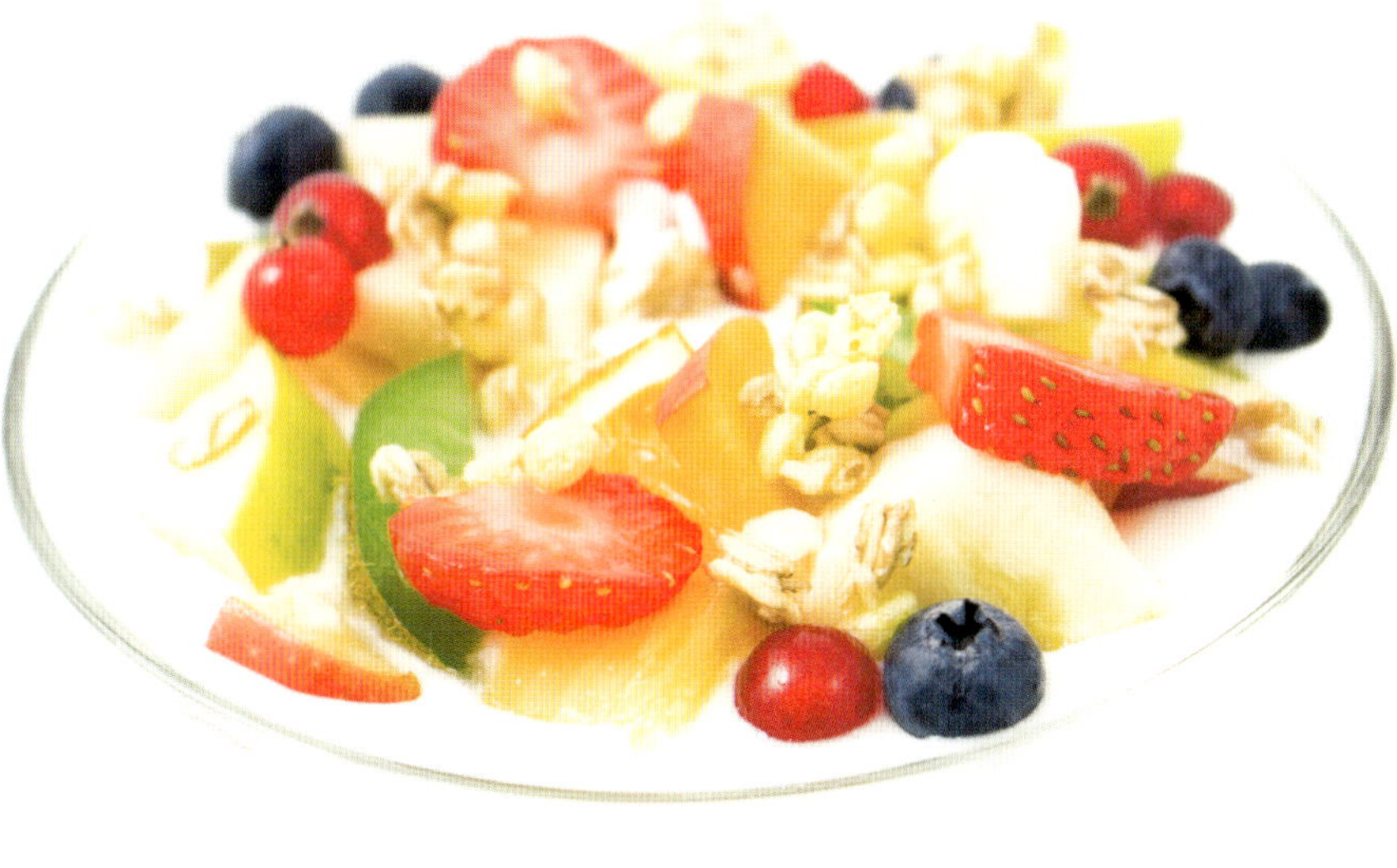

ヨーグルトに含まれる乳酸菌が、悪玉菌を退治。腸内環境を整える。さらにコレステロールを減らす効果も！

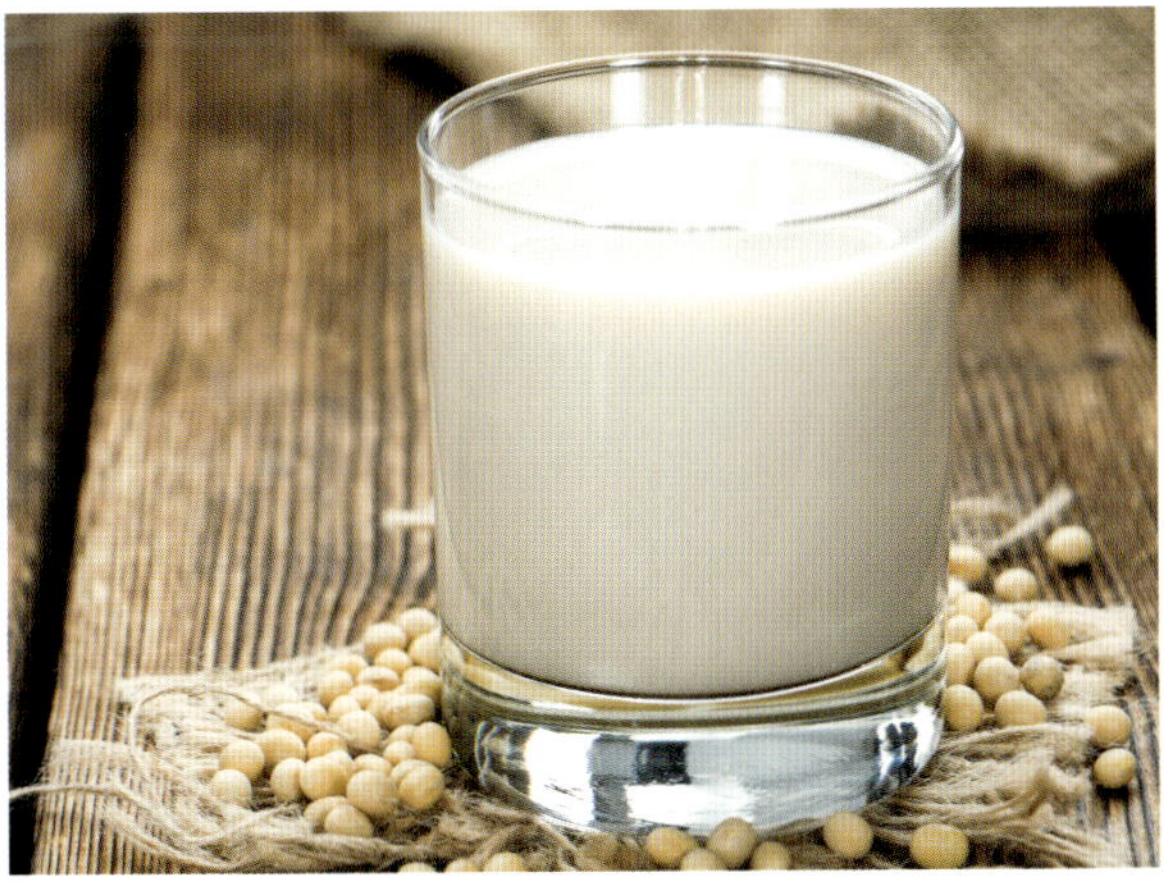

豆乳は栄養素の宝庫

たんぱく質をはじめ、カリウム、マグネシウム、カルシウムなどの大豆成分が凝縮された栄養素の宝庫。きなこや甘酒を混ぜたら、さらに栄養価アップ！

24 しいたけは、いい味出してくれる優秀食品

中性脂肪やコレステロールを、便として体外へ排出！

しいたけに注目！　しいたけは、エリタデニンやビタミンB群の一種であるナイアシン、また食物繊維を豊富に含む食材です。

エリタデニンは、しいたけの固有成分です。コレステロールを悪玉化させるLDLは、肝臓で脂質とたんぱく質が結合することにより生成されます。**このLDLの合成を抑制する効果があるのがエリタデニン。**コレステロール値を改善する優れた調整役です。また、コレステロールや中性脂肪を便の中に排出し、排泄も促してくれるのです。

エリタデニンは、特にしいたけのかさの部分にたっぷり含まれています。肉厚のかさを持つしいたけを、たっぷりいただきましょう！

ナイアシンは、肝臓での中性脂肪の合成を抑制し、肝臓から放出される悪玉LDLを減らします。

食物繊維は、小腸でコレステロールの吸収を抑制。胆汁酸を吸着し、余分なコレステロールを排出する働きもあるほか、腸内ではビフィズス菌などの善玉菌を増やす整腸作用をアシストします。

残念ながら成分のとりだめは不可能。常に恩恵にあずかるには、味噌汁、鍋物、酢の物、炒め物などに入れ、1日2個食べるといいでしょう。

悪玉をやっつける！ しいたけ

エリタデニンが、コレステロールを調整。また、ナイアシンは悪玉LDLを減らすとともに、最近ではLp（a）という新種の悪玉リポたんぱくを低下させることもわかってきた。

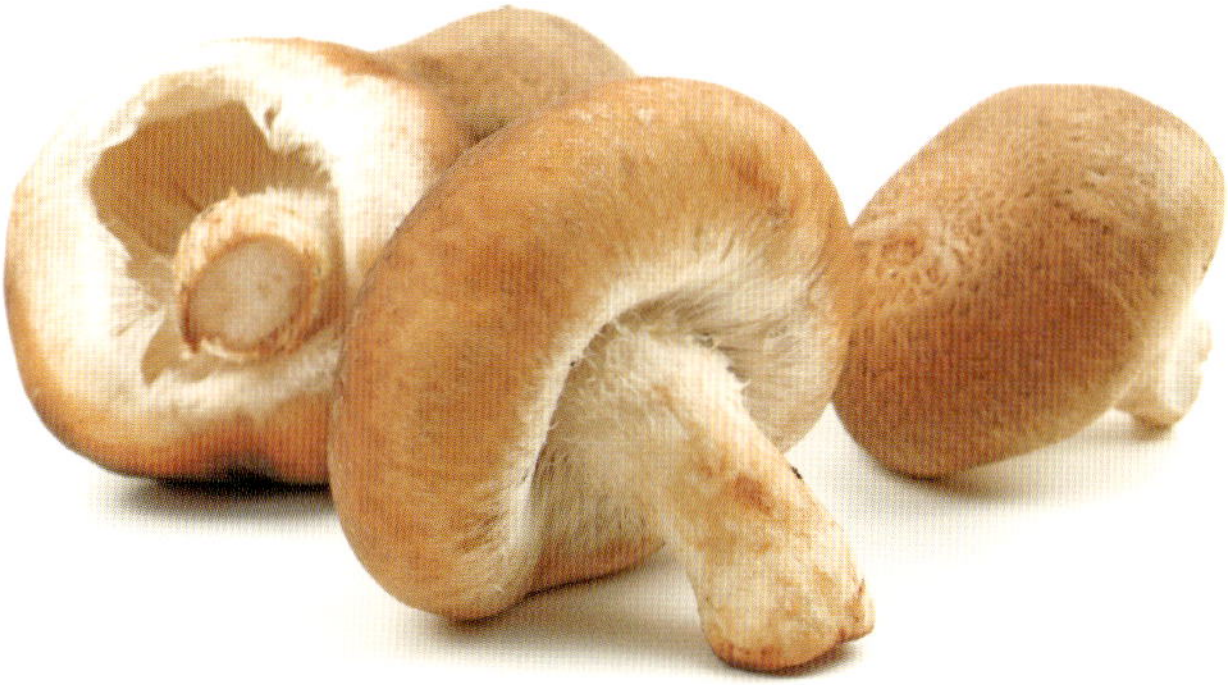

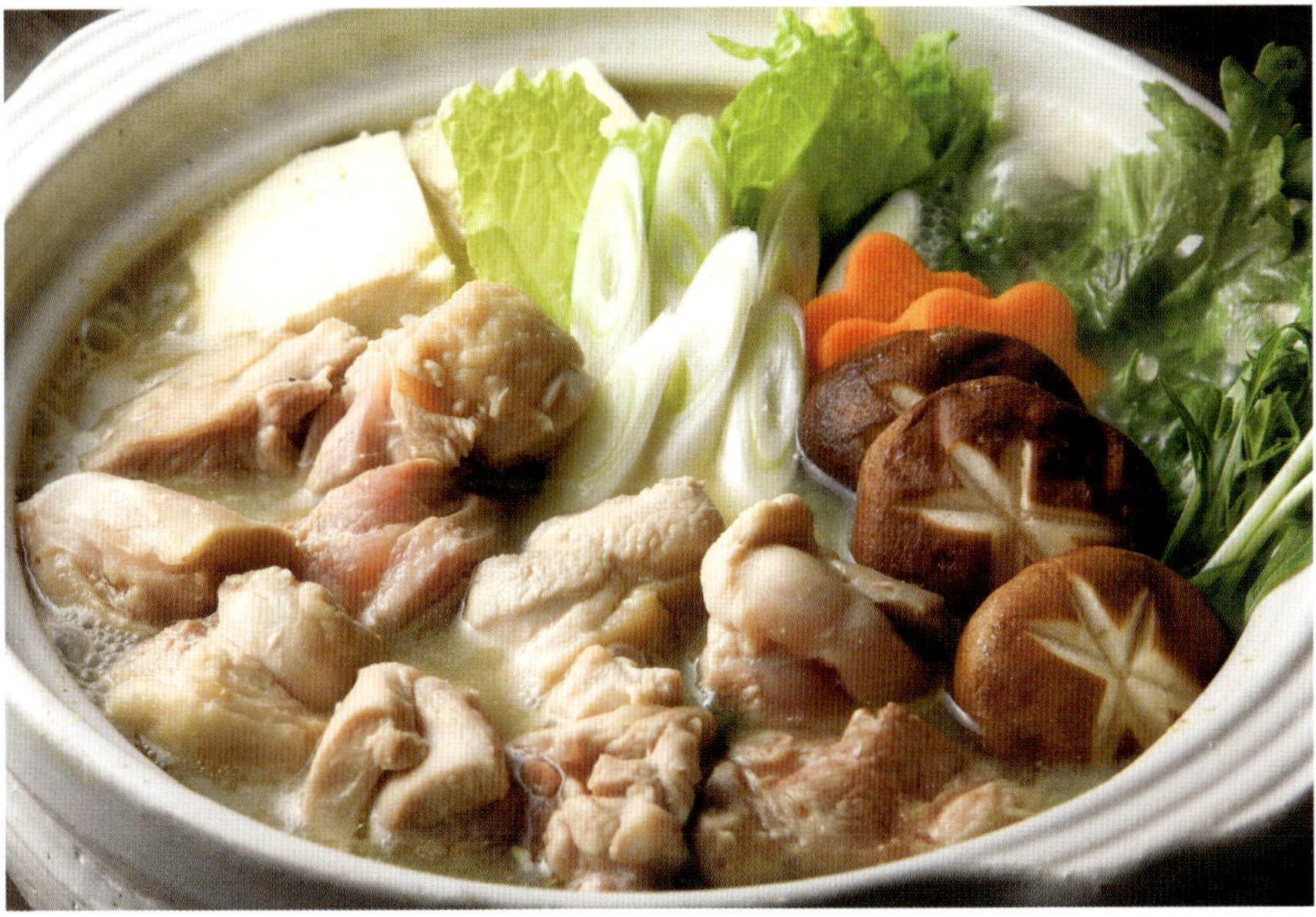

味噌汁、酢の物、炒め物など、しいたけメニューのバリエーションは豊富。鍋に入れるときはかさの部分に飾り切り（花切り）をすると、見た目がよくなるし、味がしみ込んでおいしさもアップ！

25 うまい、安い、手軽！大豆は優良成分ぎっしり

イソフラボン、ナットウキナーゼなどが手軽にとれる！

大豆加工食品には、豆腐、納豆、油揚げ、厚揚げ、湯葉、味噌などがあります。手軽に食卓へ追加できるうえ、**イソフラボン、大豆タンパク、サポニン、レシチンなどの優良成分がたっぷり。**

イソフラボンには、女性ホルモンと似た作用があります。若年期の女性に脂質異常、高血圧、高血糖が少ないのは、女性ホルモンの多さとその働きが影響しているから。中高年がイソフラボンを摂取すると、年齢を重ねて減った女性ホルモンの働きをカバーし、善玉のHDLコレステロールが増え、悪玉のLDLコレステロールが減ります。

サポニンは、血中脂質値を減らし、不飽和脂肪酸の酸化でできる過酸化脂肪の害を防ぎます。レシチンは、傷んだ血管壁や細胞膜をよみがえらせ、HDLコレステロールを増やす効果も。

納豆のネバネバ成分でおなじみのナットキナーゼには、血栓を短時間で溶かす力があり、脳梗塞の予防などに効果的。ただし加熱するとその力が失われてしまうので、気をつけましょう。

ほかにも、大豆には植物ステロール、食物繊維、ビタミンEなどが豊富。**脂質の調整を担う有効成分がぎっしりつまっています。**

高タンパク・低カロリーな大豆

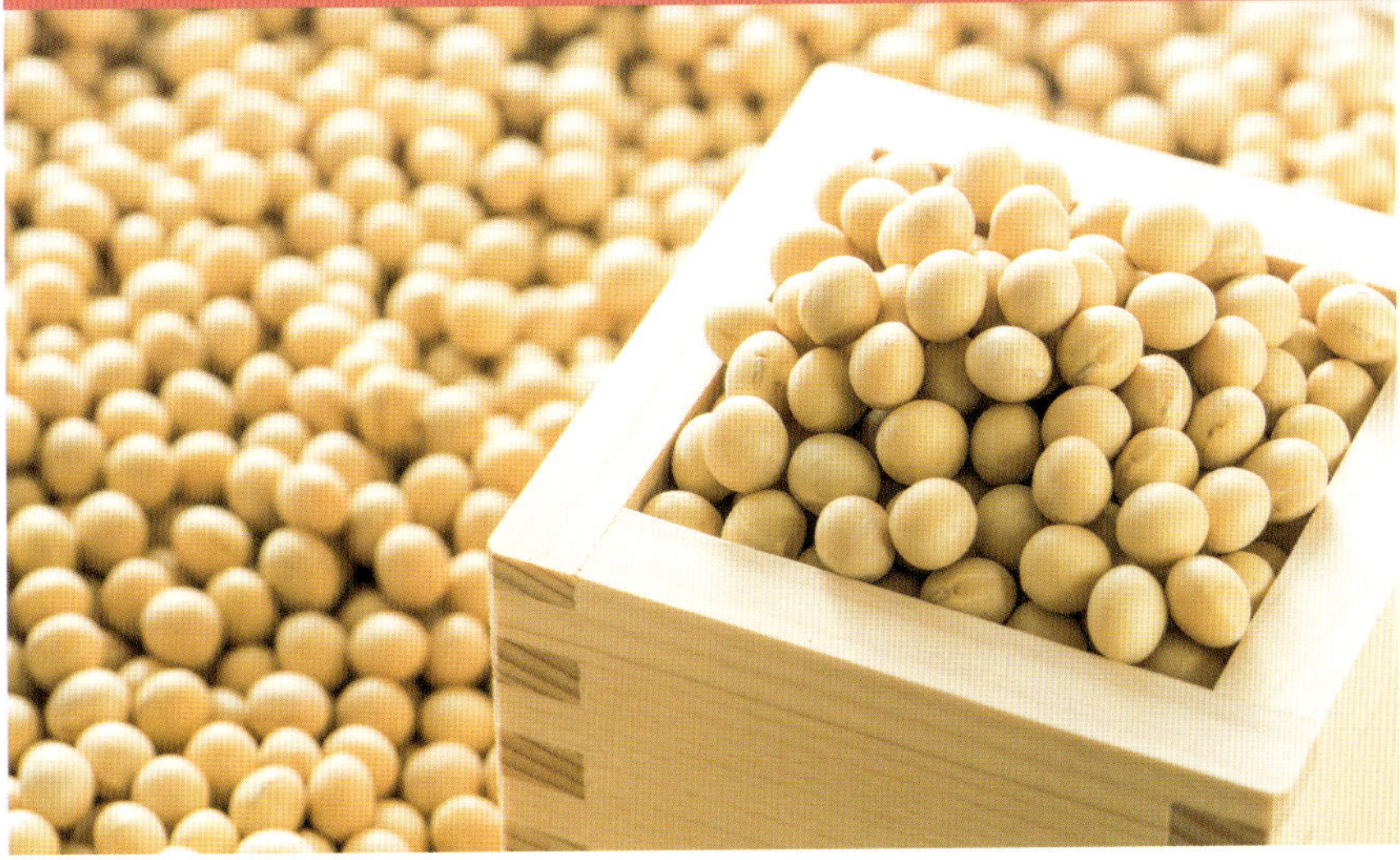

日本で昔から親しまれてきた大豆には、たくさんの栄養素が含まれている。しかも大豆のたんぱく質は、肉に含まれるたんぱく質もよりも低カロリー。そしてコレステロールもゼロだ。

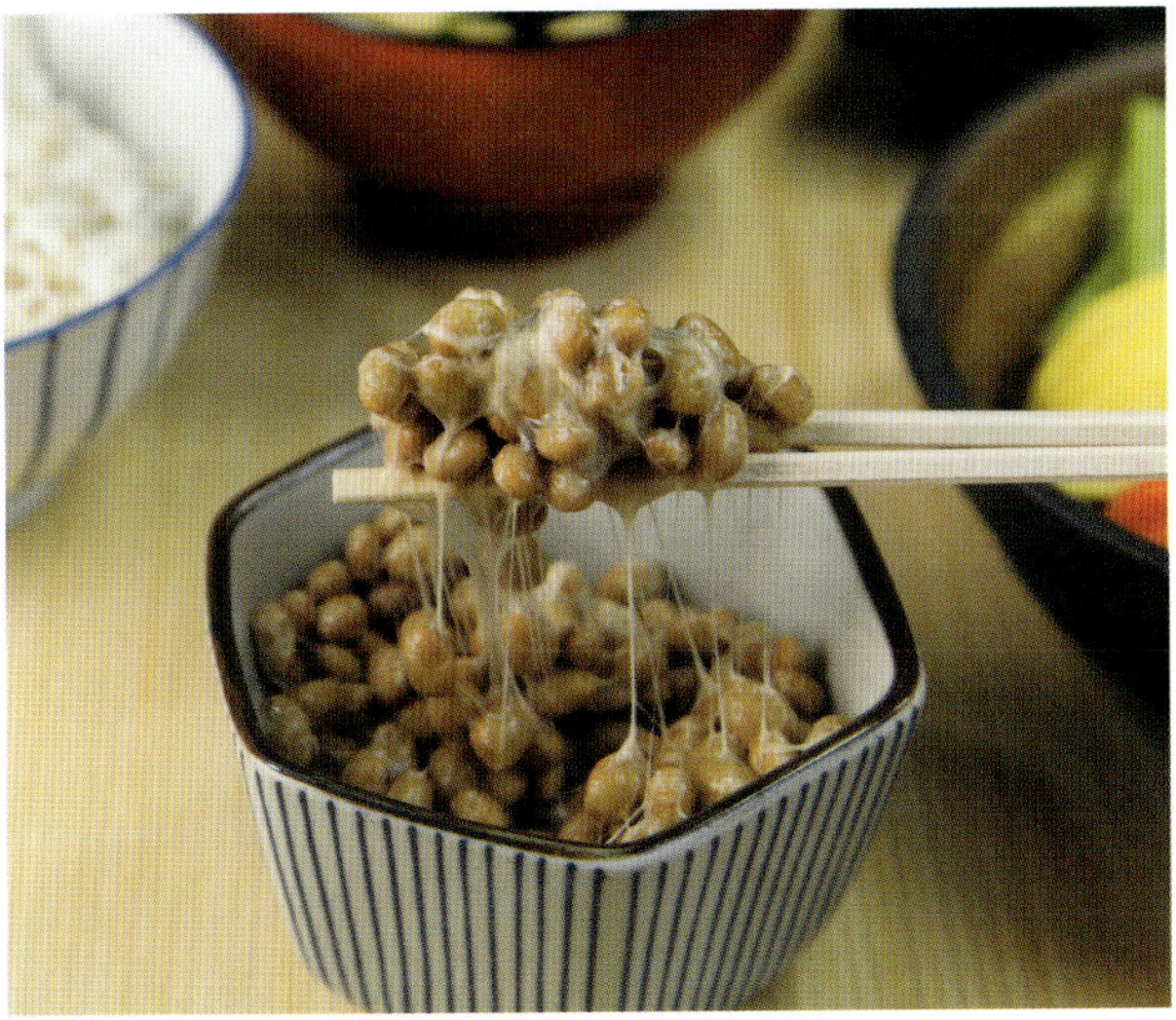

血栓を溶かす納豆パワー

ナットウキナーゼという酵素は、血流を阻害する血管内にできた血栓を溶かす効果がある。脳梗塞や心筋梗塞を予防するためにも定期的に食べるのがおすすめだ！

26

世界で愛されるにんにくは、代謝促進、殺菌効果のエリート！

香りもパワーも「一流」！

にんにくほど、ワールドワイドな食材はほかにない、といって過言ではありません。にんにくは、スペイン料理、イタリア料理、韓国料理、インド料理など、国境を超えてさまざまな使い方をされている人気者です。

アリインという成分が、独特なにんにくの匂いのもと。加工前のにんにくの匂いは、さほど強くないのですが、切ったりおろしたりして空気に触れると、酵素の働きでアリインがアリシンとなり、強烈な匂いを放ちます。この匂いに食欲をそそられる方も少なくないでしょう。

アリシンには、食中毒や感染症を防ぐパワフルな殺菌効果があることで知られています。その上、コレステロールを下げる効果も「一流」です。

また、アリシンと脂質が結びついてできる脂質アリシンは、血管内の老廃物を排除して、血液のコンディションをサラサラに保ってくれます。

さらに、アリシンを加熱することでできるアホエンにも、コレステロールを下げる効果があります。にんにくは成分が強いので、胃腸の弱い人は生で食べないほうが無難。加熱すれば匂いも消えるので、食後、人に会う予定があっても安心です。

強力な殺菌効果を発揮

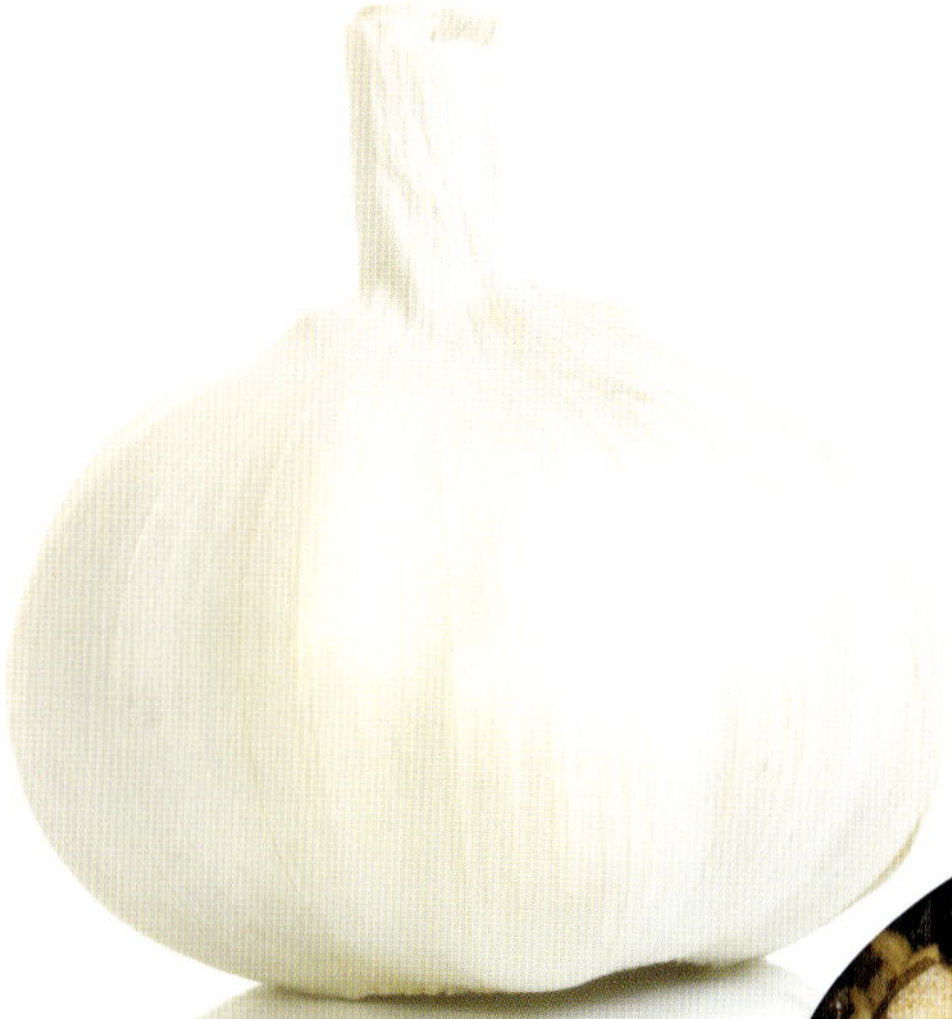

にんにくに含まれるアリシンは殺菌力が強く、食中毒や感染症の予防に有効。またアリシンを加熱してできるアホエンにも、コレステロールを下げる効果がある。

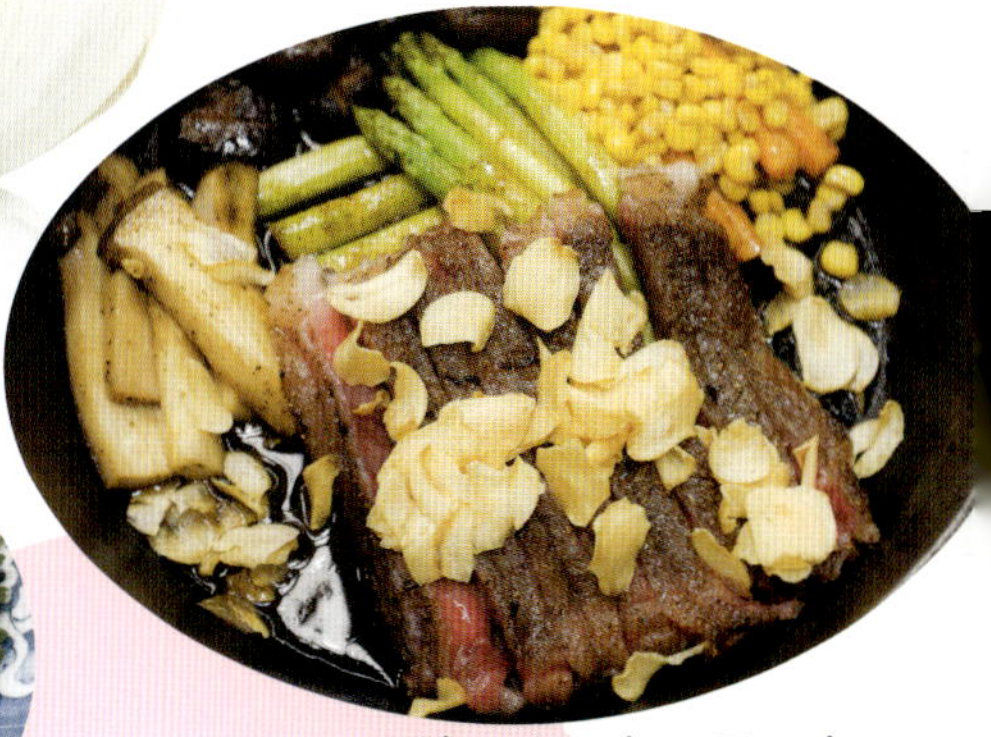

ガーリックステーキ

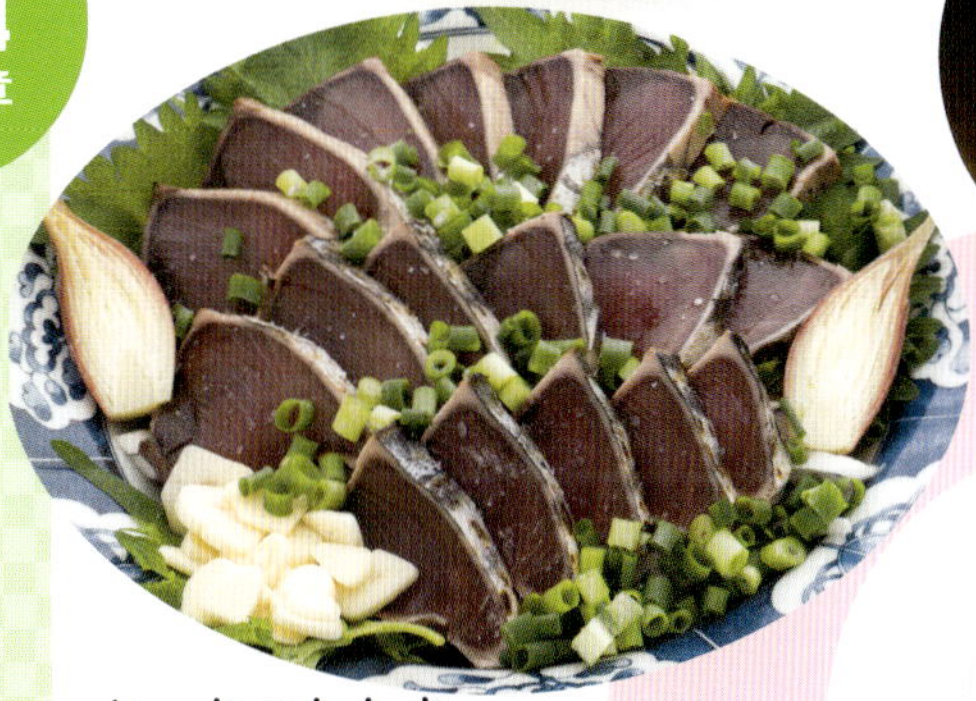

かつおのたたき

にんにくに国境はない！　世界各地でさまざまな形に姿を変え、世界中の人々に愛されている。ペペロンチーノやカルパッチョ、餃子、ガーリックステーキなどに幅広く使われる。

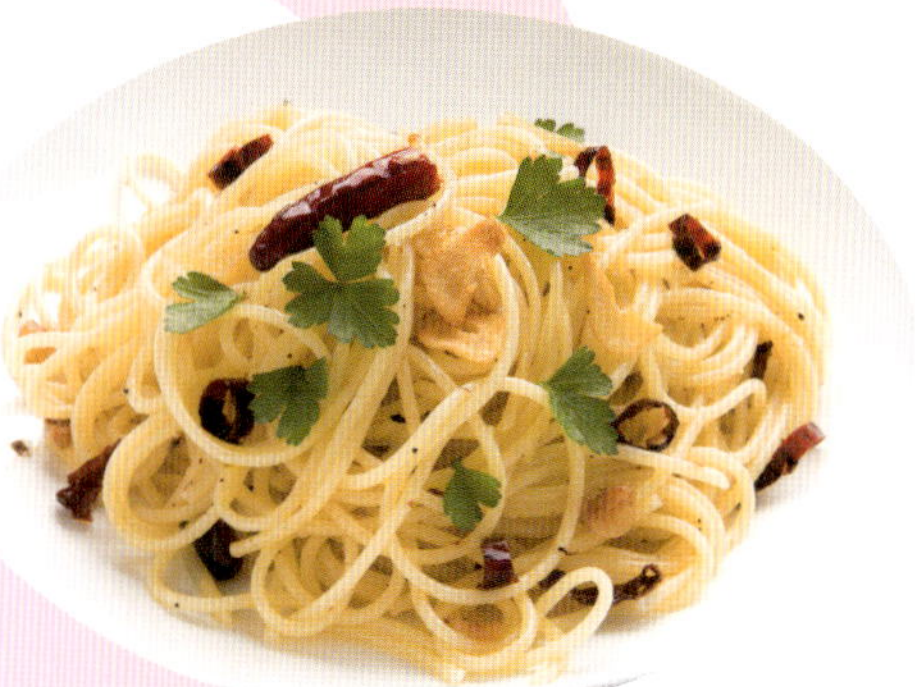

ペペロンチーノ

27 真っ赤なトマトを彩るリコピンは、血管内を補修してくれる

トマトジュースや缶詰でもバッチリ!

トマトは、野菜の中でもひときわきれいな赤色をしています。真夏の真っ赤に熟れたトマトは、とてもみずみずしく、食欲をそそりますね! この**赤色の正体は、リコピンという色素です。**害虫や紫外線から自らを守る役割を担う、抗酸化作用に優れた防御システムなのです。

赤いトマトを食べると、リコピンが血液中に取り込まれます。リコピンは、血液の流れに乗って体内を巡り、抗酸化作用を必要としている臓器をサポート。つまり血管内のあちこちで生じているコレステロールの酸化を抑えてくれるのです。

リコピンは、いったん血液中に入ると、半減するまでに12〜33日ほどかかるといわれます。これほど持続する栄養素は、稀少です。

トマトに含まれるリコピンの量は100g中0・88mg〜4・2mgとかなり個体差があります。**熟した真っ赤なトマトのほうが、リコピンが豊富。**スーパーマーケットや青果店で買い求めるときは、なるべく赤い色の濃いものを選ぶとお得。

調理用のトマト缶やトマトジュース、ケチャップでも、手軽にリコピンを摂取することができます。できれば毎日とるように心がけましょう。

栄養効果が長続きするリコピン

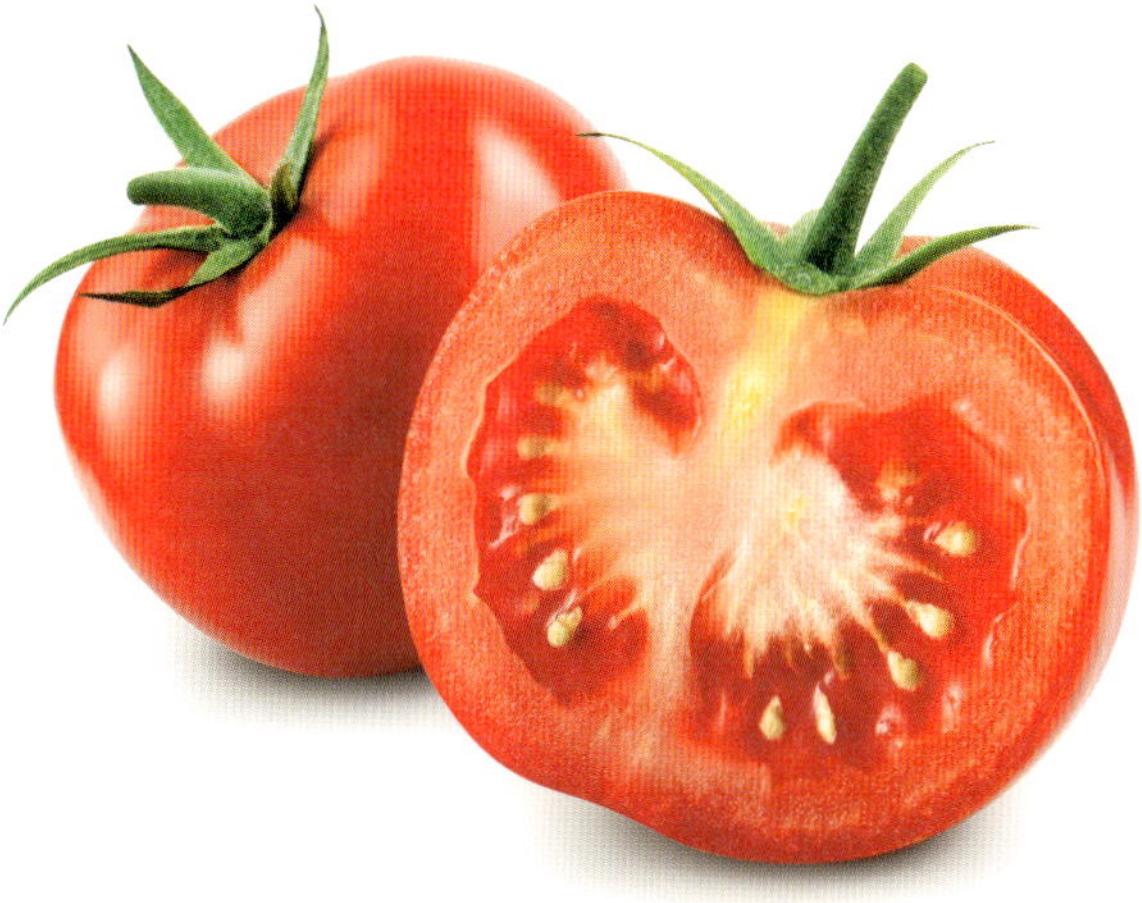

食欲をそそるトマトの赤色は、リコピンという色素によるもの。強い抗酸化作用があり、血液中に入ってから半減するまでに 12 ～ 33 日も効き目が持続する栄養素だ！

保存ＯＫ！

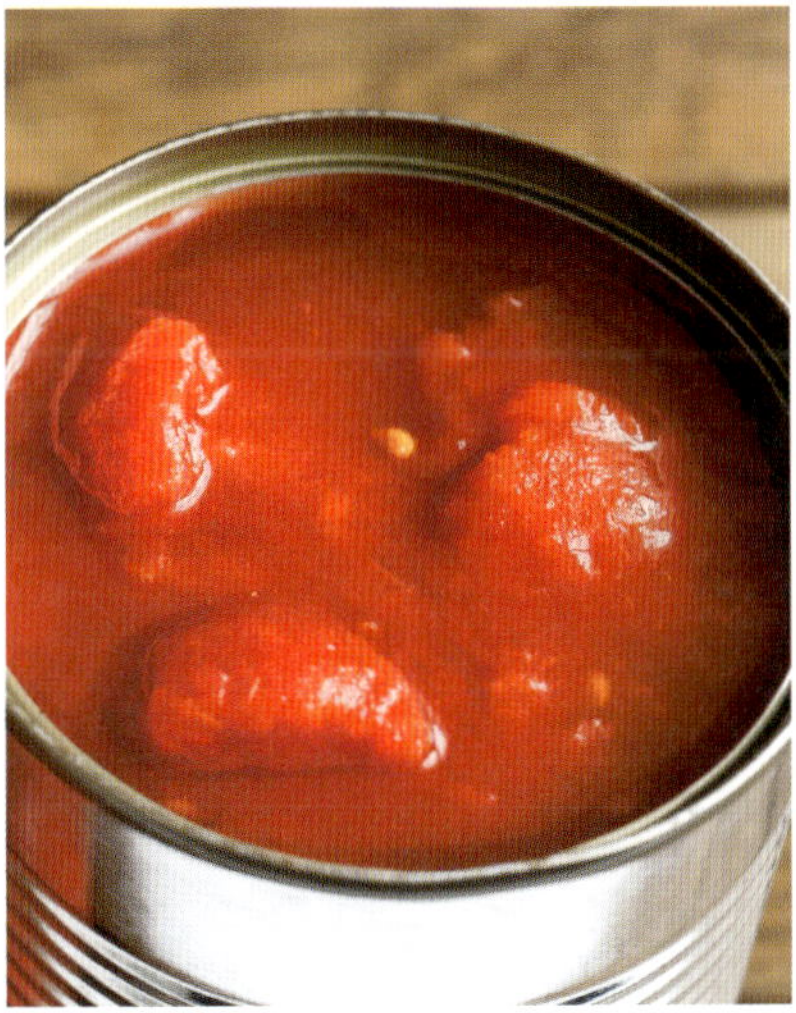

トマト缶ならイタリアンなどにも使いやすい。しかも保存も利く。

効率的なのはコレ！

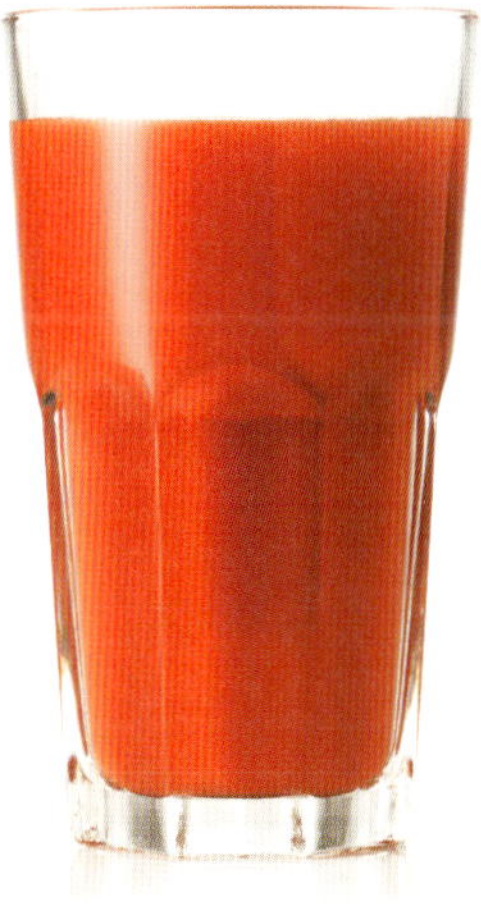

トマトジュースなら、リコピンを効率よくとれる。

28 「1日1個のりんごで医者いらず」は、本当だった

コレステロールのバランス改善をかなえる！

「1日1個のりんごで、医者いらず」。では、コレステロールに関するりんごの実力はいかに？

国立研究開発法人農業・食品産業技術総合研究機構果樹研究所の田中敬一先生による実験を参照します。平均年齢47歳の男女14人を対象に、りんごの食物繊維、リンゴペクチン（顆粒）を1日に8・4gずつ摂取してもらいました。実験から3週間後の血液検査では、14人中13人の総コレステロールが減少。しかも悪玉が減り、善玉は増えたのです。**コレステロールを減らすのみならず、バランスまで改善しました！**

アメリカのオハイオ大学による実験では、りんごを食べる習慣のない16人の健康な中年の人たちを対象に、4週間にわたってりんごを1日1個食べてもらいました。するとLDLコレステロールが40％も減少。ほかにも、別の17人にポリフェノールのカプセルを飲んでもらいました。

4週間後に調べたところ、LDLコレステロールの減少効果が認められましたが、それでも、**りんごを丸ごと1個食べるのにはかなわなかったのです。**優秀なりんごは、アップルパイ、スムージーなどで楽しみたいものです。

コレステロールを減らすだけではないりんご

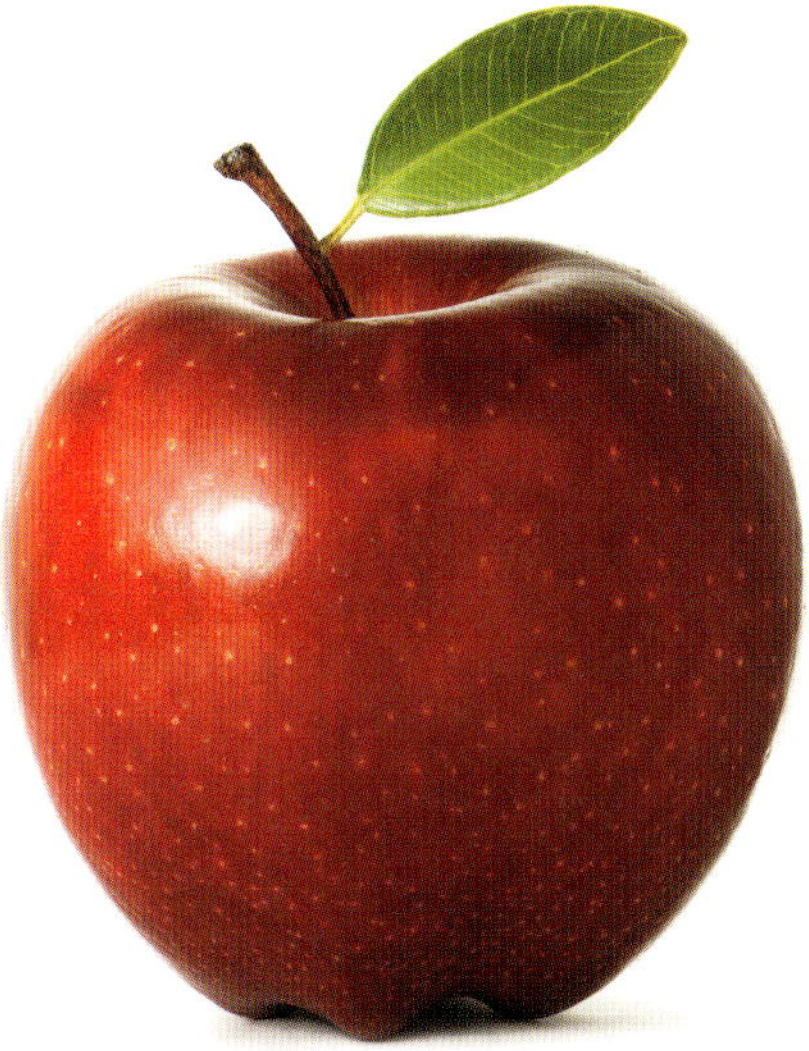

リンゴペクチンという食物繊維は、コレステロールの善玉と悪玉のバランスを改善してくれる。

アップルパイやアップルスムージーにしても美味！

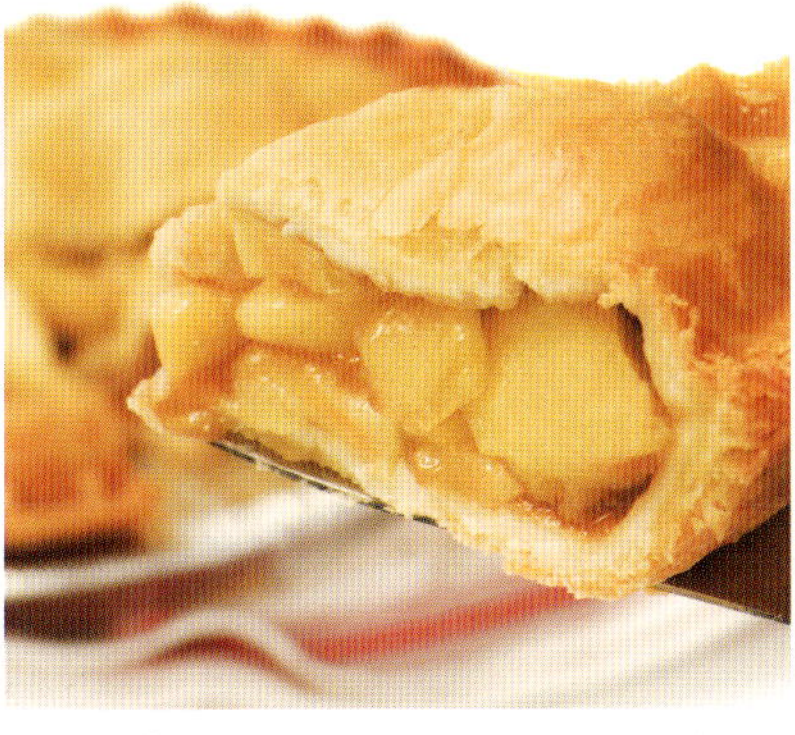

アップルパイやジャムなど、加熱してもおいしい！

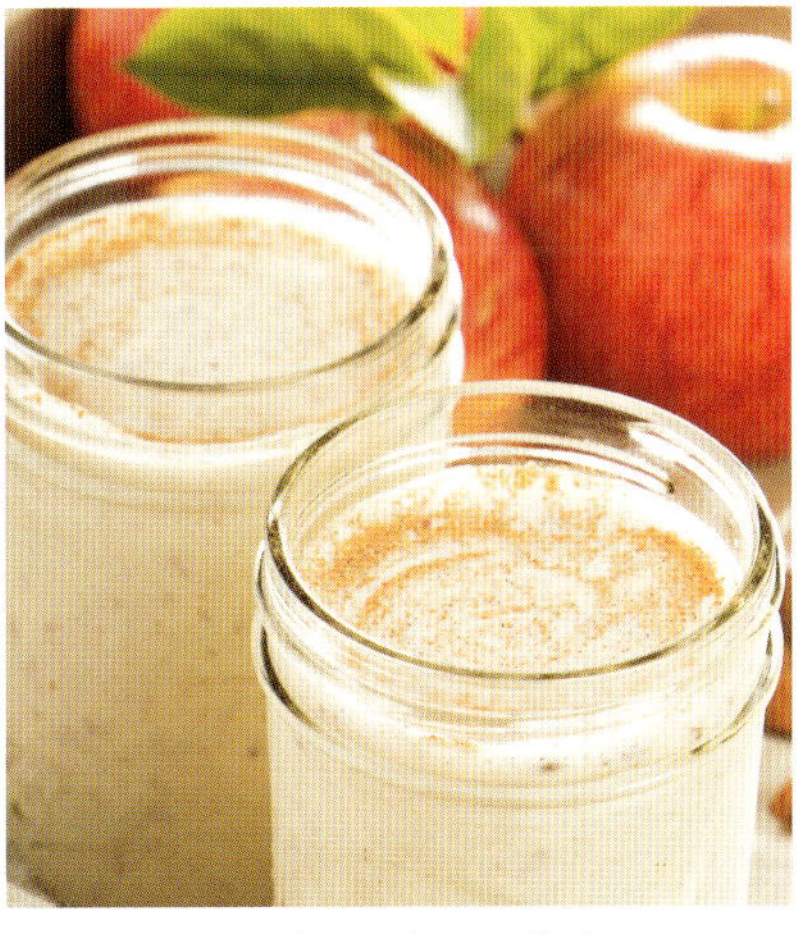

ペクチンは、皮の近くに豊富。スムージーにすれば、皮ごととれる。

29

ところてん、みつ豆の寒天は腸内をツルンと大掃除してくれる

食物繊維がコレステロール消費を促進する！

中性脂肪やコレステロールが多過ぎる状態を「脂肪代謝異常」といいます。対策としては食べ過ぎを回避することで、コレステロールを減らし、代謝をよくしていきます。実はこれとは別に、裏ワザがもうひとつ。体内のコレステロール消費を促進し、体外に排出するというワザです！

肝臓で生成されたコレステロールの多くは、胆汁酸をつくるために利用されます。胆汁酸は胆汁の主成分。胆汁は腸で食物の脂肪分の消化を助けます。**つまり胆汁酸が多く使われれば、原料のコレステロールも消費され、コレステロール値は低下します。**しかし、胆汁酸は腸で再吸収されて肝臓に戻り、再び使われます。この循環を腸肝循環と呼び、胆汁酸を体外に排出しないかぎり、コレステロールはなかなかなくなりません。

そこで、食物繊維の登場です。**食物繊維は腸内で胆汁酸を吸着し、便として排泄してくれるのです。**中でも寒天の食物繊維は、水をいっぱいに吸い込んでゲル状に膨張。そのときに、胆汁酸をたっぷりと抱き込んで、便とともに体外へ排出してくれるのです。食事の前に寒天を食べると、このような理想的な腸内環境が整備されます！

海藻を100%使用する寒天

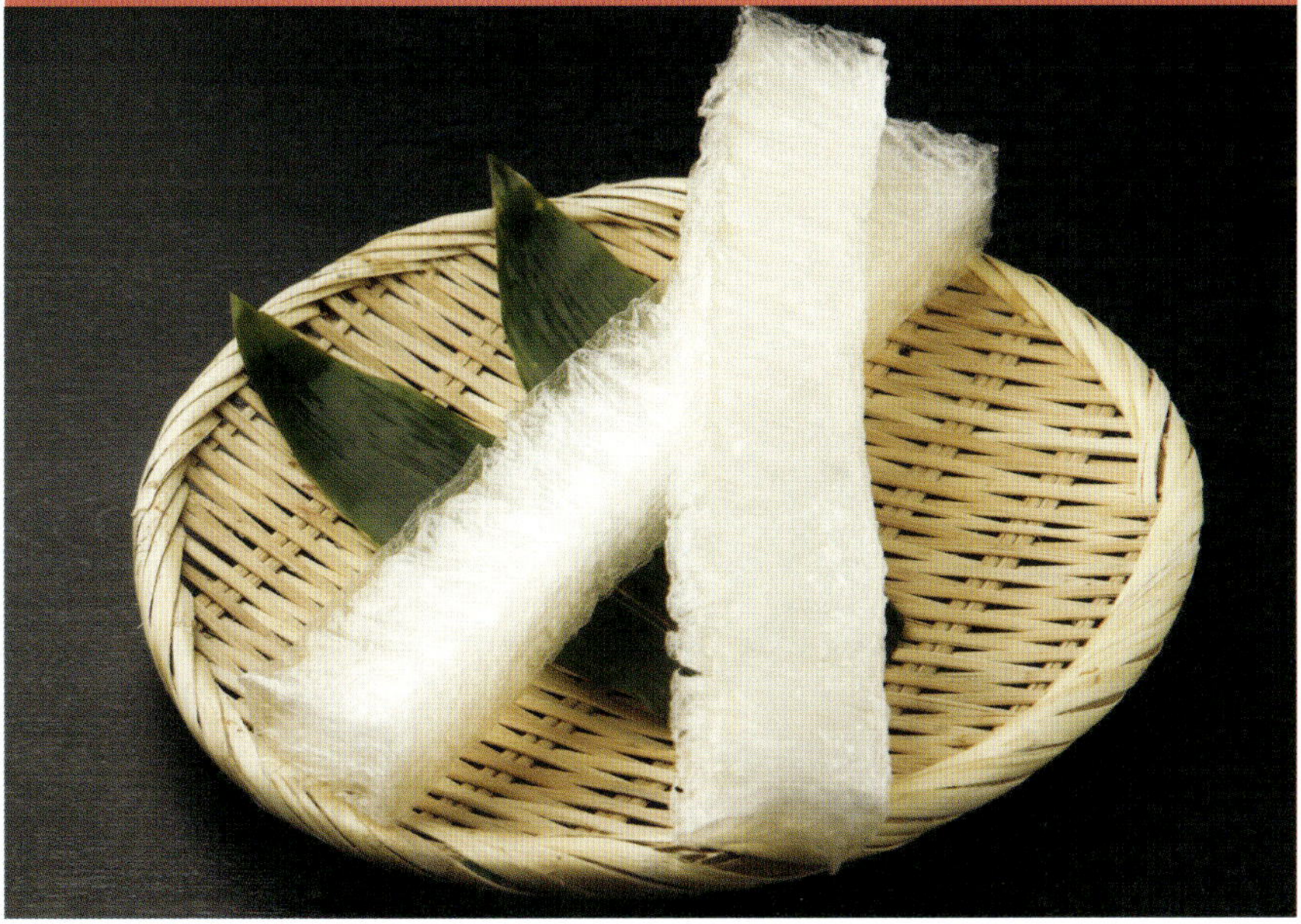

寒天は大別すると、角寒天、細寒天、粉末寒天の3種類がある。海藻を100%使用し、添加物は一切加えない天然素材・天然製法のとてもヘルシーな食材。体内のコレステロール消費を促進してくれる。

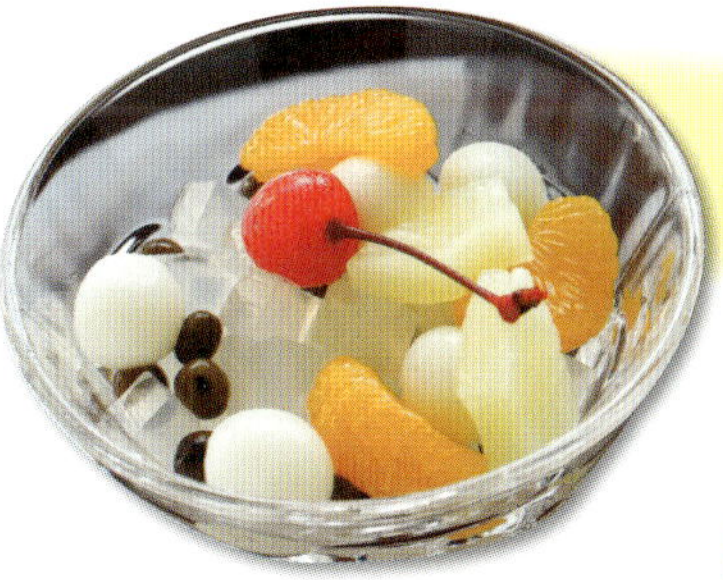

あんみつ

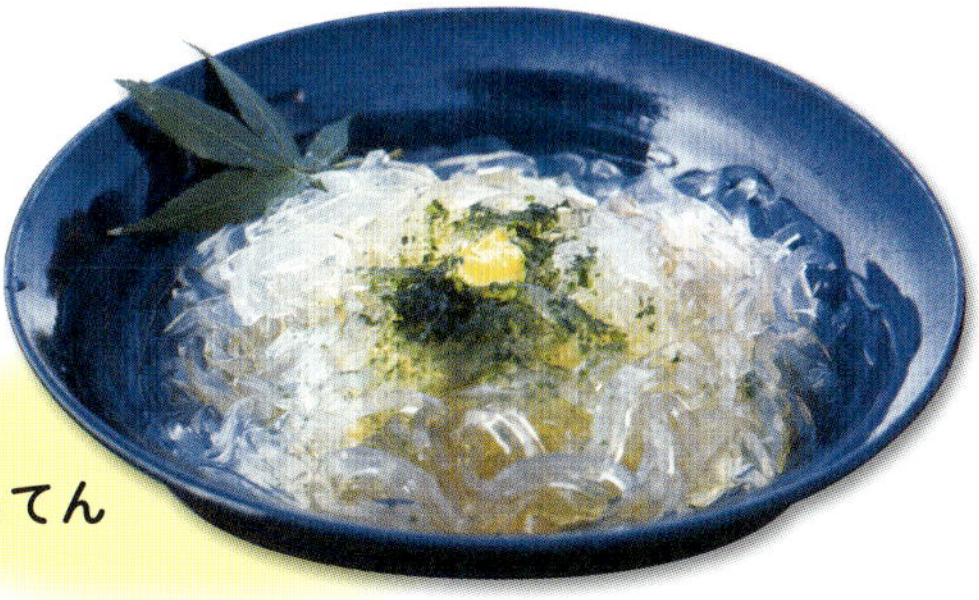

ところてん

30 鮭の美しいオレンジ色素が抗酸化作用、免疫細胞を活性化！

イクラ、エビ、カニもおいしく食べて！

魚といえば、青魚ばかりがクローズアップされがち。DHAやEPAの多さが目を引くからです。しかし**鮭、イクラ、エビ、カニなどの身がオレンジ色の魚介にも、有効成分がバッチリあります！**

身が濃いオレンジ色の魚介類に豊富なアスタキサンチンという色素は、カロチノイド系色素の一種。パワフルな抗酸化作用が特徴で、動脈硬化やがん細胞の増殖、肌の不調など、病気・老化の多くに関わる酸化作用を抑制する効果があります。ほかにも、ストレスにより弱まる免疫細胞の働きを正常化し、視力の回復、黄斑変性症などの眼病予防、および肌のかさつき防止、メラニンの生成を抑制するといった美容面などにも効力を発揮。さらに、糖尿病腎症を抑制するという報告もあります。

アスタキサンチンが最も多い食材は、紅鮭。100gの切り身に2・5〜3・5㎎も含まれます。推奨されるアスタキサンチンの1日の摂取量は3〜10㎎ですから、切り身1枚でかなりの量を補えます。またアスタキサンチンが皮や殻に多く含まれるエビ、カニなどは、皮や殻付きでの調理がおすすめです。

オレンジ色の美容液！　アスタキサンチンの量

100g中の含有量

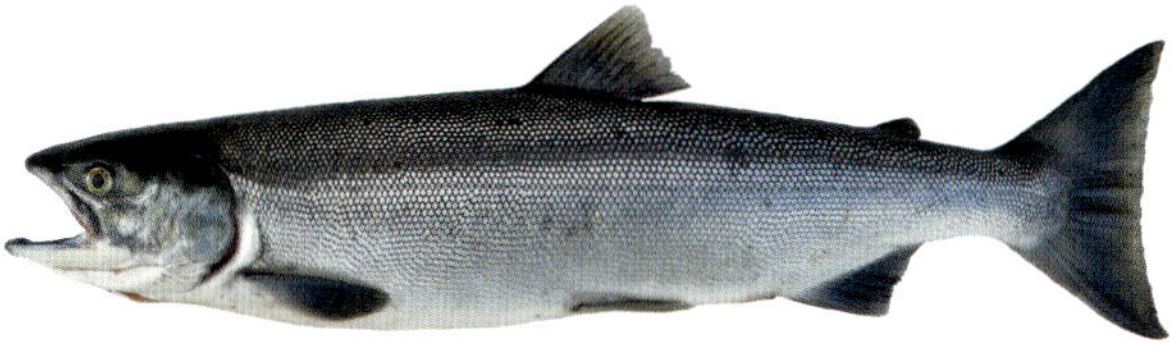

魚類

紅鮭	2.5 〜 3.5mg	銀鮭	0.8 〜 2.0mg
金目鯛	2mg〜 3mg	キングサーモン	1.0 〜 2.0mg

甲殻類

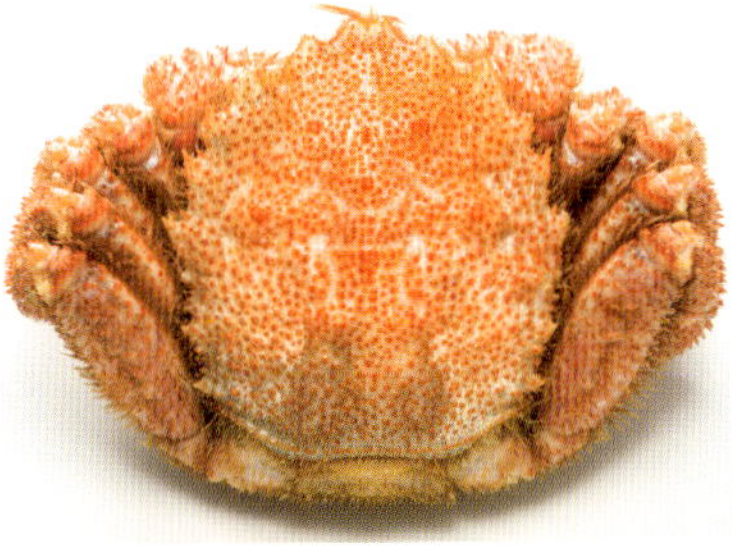

甘エビ	1mg
毛ガニ	1mg

魚卵

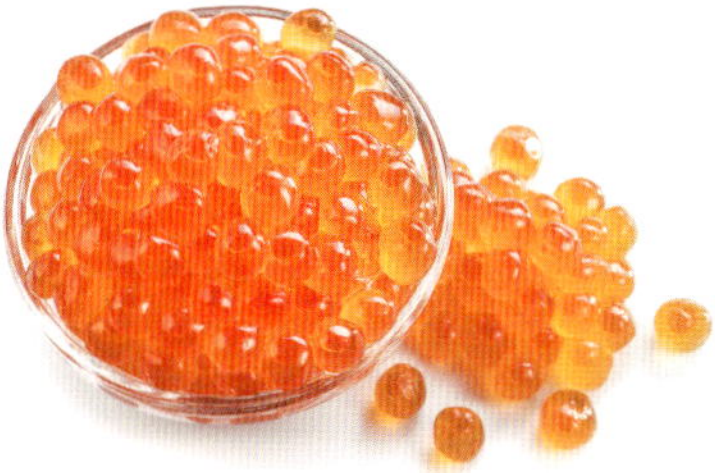

イクラ	0.8mg
すじこ	0.8mg

アスタキサンチンが最も豊富に含まれるのが紅鮭。アスタキサンチンは熱に強く、煮ても焼いても失われる心配はない。ムニエルにしてオリーブオイルや酢、レモンなどの柑橘類をかけて食べると、さらにアスタキサンチンの効果が上がる。

31 羊肉、紅麹、ホタテ、タコ、こんにゃく、もぜひ！

コレステロールを減らす特効食品をまとめて紹介！

コレステロールを減らす特効食品はまだあります。ここでドーンとまとめてご紹介！

羊肉に豊富なL-カルニチンという成分は、ミトコンドリアがもつ脂肪燃焼作用を活性化します。

L-カルニチンが足りなくなると、脂肪酸が細胞内のミトコンドリアへ運ばれにくくなり、せっかく運動をしても体脂肪が燃焼されず、太りやすくなります。加齢や飲酒で肝機能が落ちると不足するので、L-カルニチンを羊肉から補いましょう。

97％が水分で3％がグルコマンナンという食物繊維のこんにゃくは、サトイモ科の植物からつくられる食品で、ダイエット食の原料としてもおなじみです。グルコマンナンは腸内に入ると、腸内の有害物質や脂、不純物などを便として排出する役割を担います。**胆汁酸も減らすので、コレステロール調整の切り札とさえいえます。**

また、イカ、タコ、貝類にはタウリンという善玉成分が含まれています。タウリンは抗酸化作用が強力で、コレステロール値を下げる以外にも、疲労回復、肝機能回復に著効。ホタテは、貝類の中でもコレステロールが少なく、ビタミンB_2も含んでいるので、おすすめの食材です。

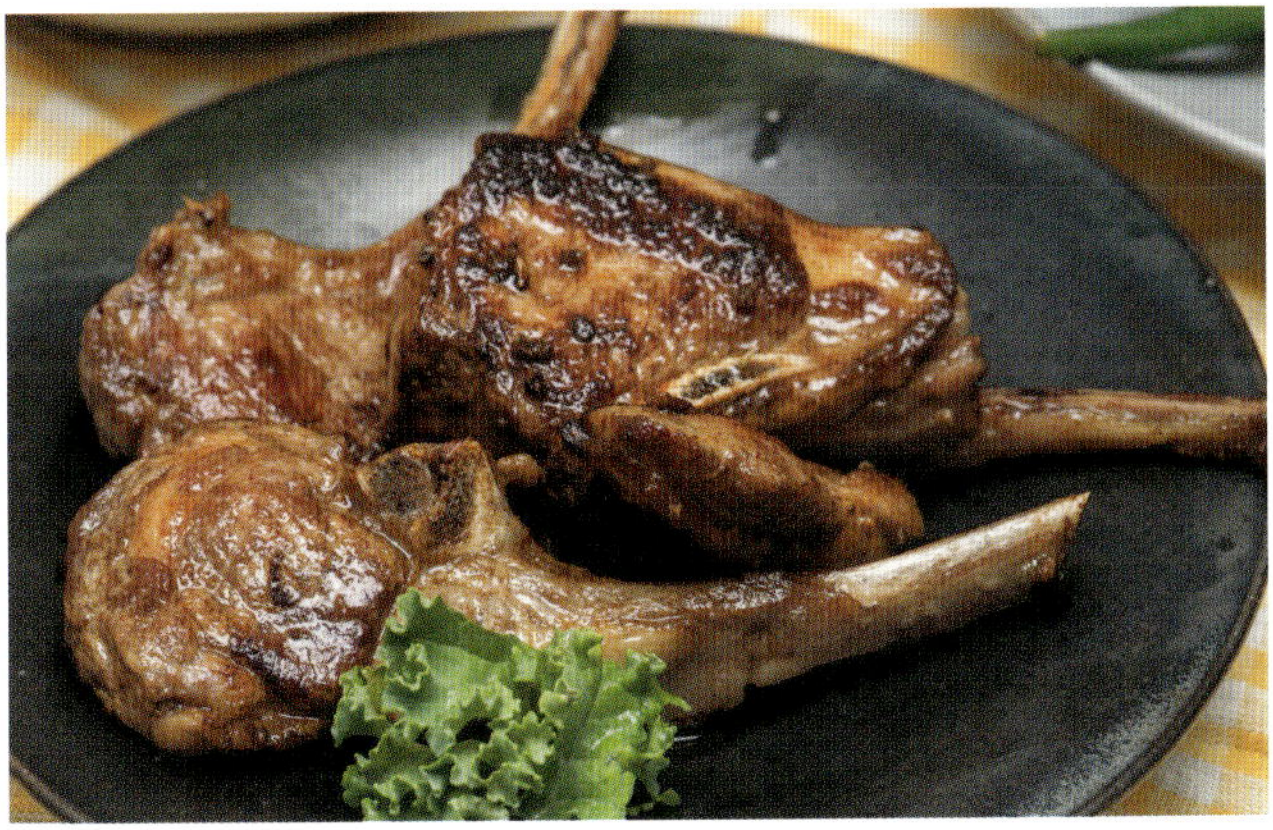

ラム肉は「L-カルニチン」を含み、脂肪燃焼効果に優れる。代表的なメニューがラムチョップ。フライパンでじっくり焼き、バルサミコソースをかけていただけば絶品！

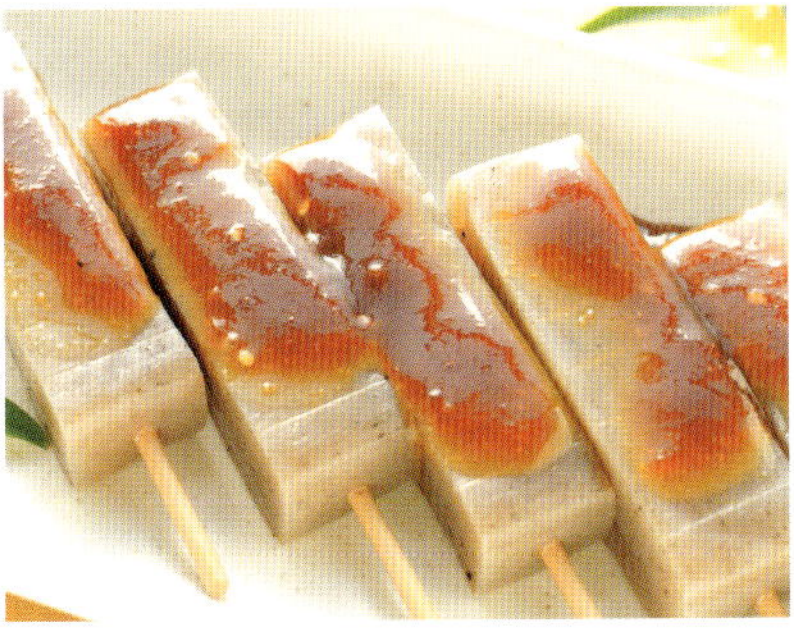

植物繊維グルコマンナンを含むこんにゃくを使った味噌田楽。

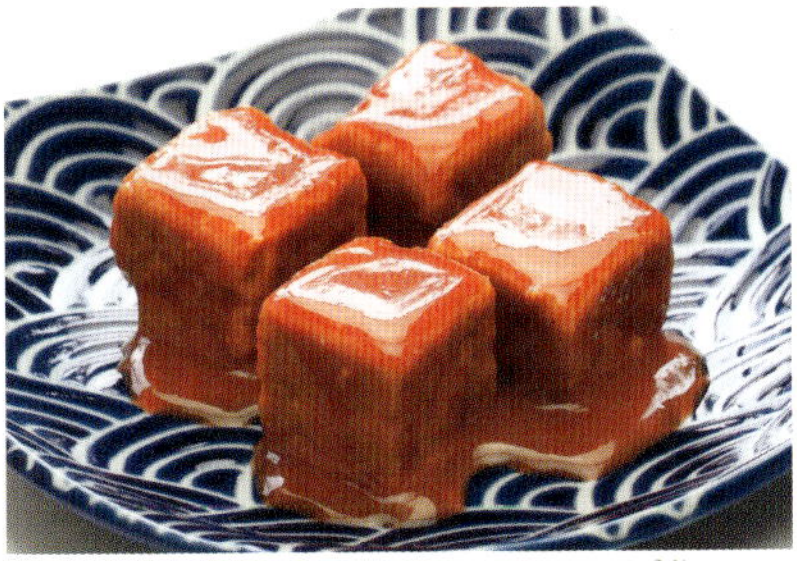

豆腐ようは豆腐を泡盛、米麹《こうじ》、漢方薬にも使われる紅麹で発酵させた珍味。

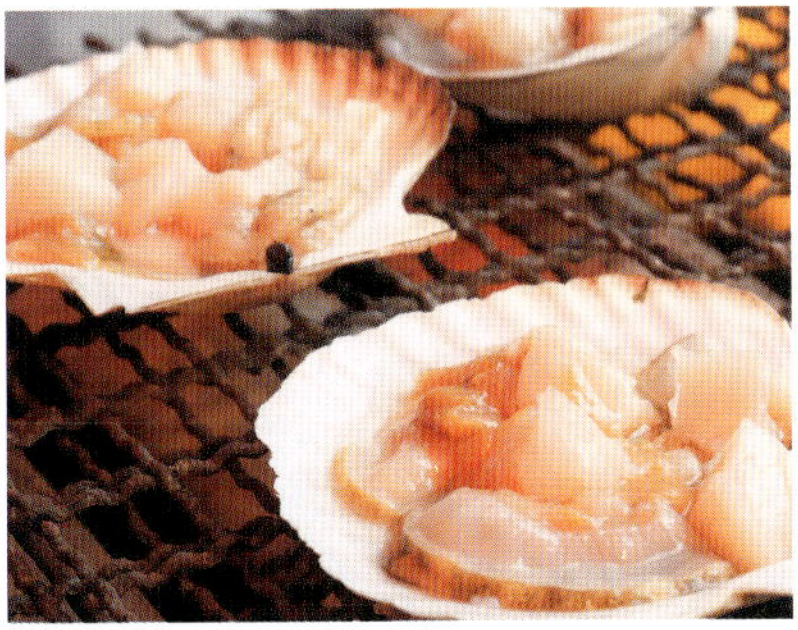

コレステロールが少ないホタテ。刺身のほかバター醤油焼きも美味。

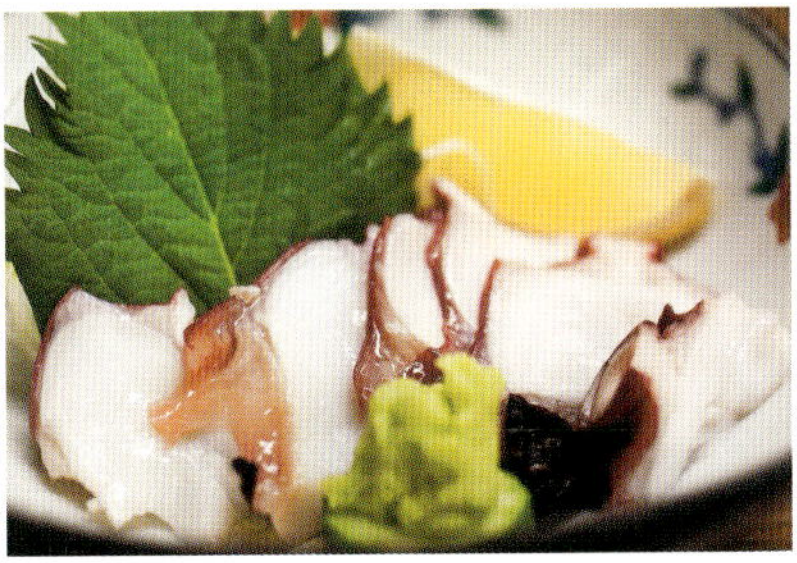

タコ・イカ・貝類のタウリンは栄養ドリンクでも有名。疲労回復、肝機能回復にも著効。

32

デザートは選ぼう！フルーツにはご用心

高カカオチョコレートやナッツ類は「別腹」でＯＫ！

せっかくご飯のカロリーを減らしても、食後にアイスクリームやケーキ、スナック類を食べてしまっては、元の木阿弥《もくあみ》です。

しかし、「甘いお菓子やスナック類は厳禁！」などとストイックに食事制限してしまっては、ストレスがたまって、かえって暴飲暴食を誘発しかねません。

ズボラ人間に適している食後のデザートが、カカオ含有率の高いダークチョコレートや、食物繊維がたっぷり含まれている寒天ゼリーです。また、スナック類の代わりにナッツ類を食べるのもおすすめです。コレステロールを下げる効果が期待できます。これらに限っては、「デザートは別腹」でもＯＫです。

盲点なのが果物です。野菜のようにビタミン類が豊富でヘルシーな印象があり、積極的にとりたい食品だと思われがちですが、それはもはや昔の話。今どきの品種改良された果物は糖分もカロリーもかなり高いのです。食べ過ぎると、果物による影響で肥満を助長しかねません。

特に、甘～いバナナや桃、メロン、パイナップルなどにご注意を。

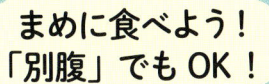

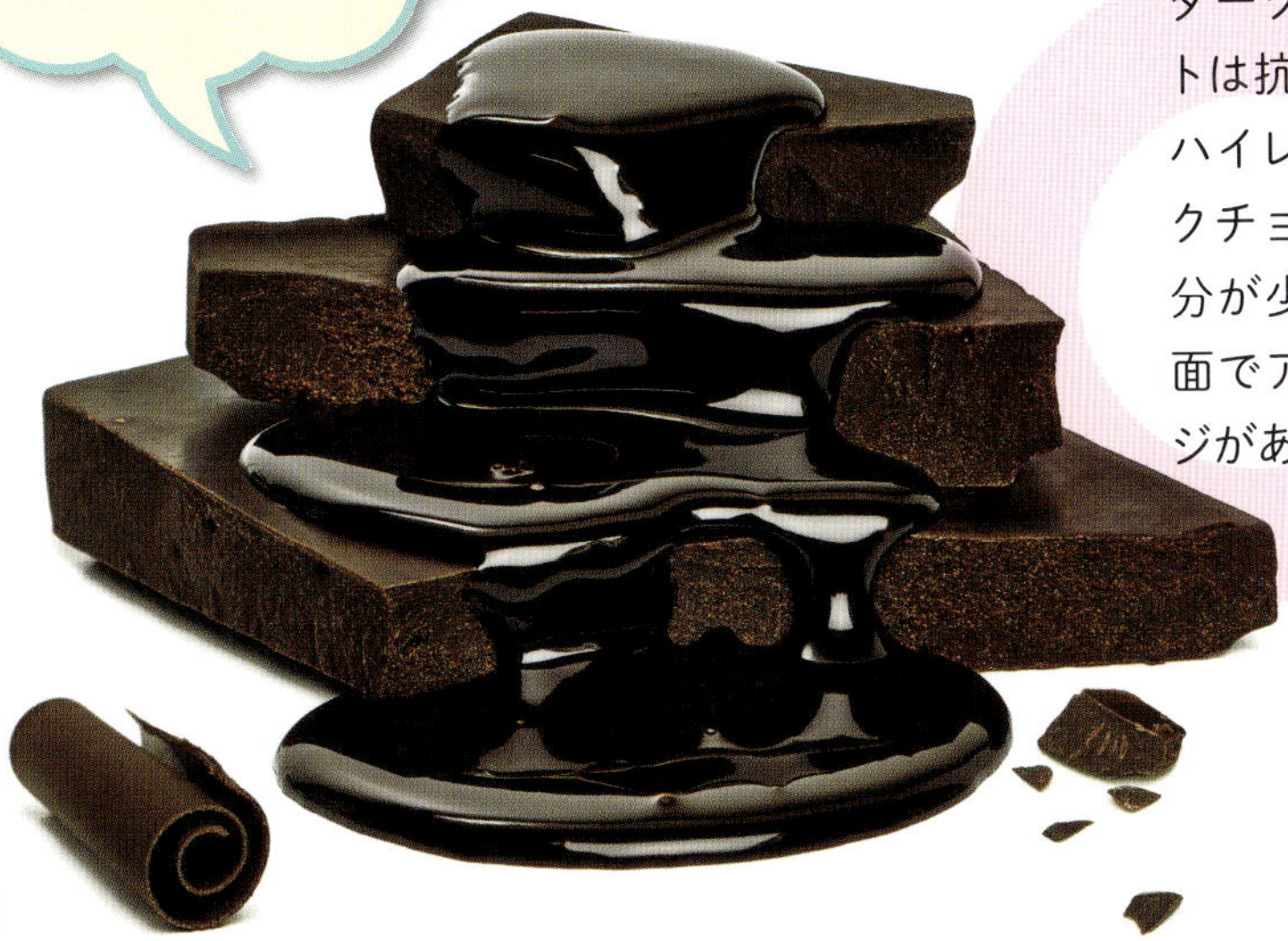

まめに食べよう！
「別腹」でもOK！

ダークチョコレート

カカオを多く含むダークチョコレートは抗酸化作用がハイレベル。ミルクチョコより脂肪分が少なく、健康面でアドバンテージがある。

フルーツ

一見、ヘルシーな印象のフルーツ。しかし、糖分やカロリーが案外ハイレベル。食べ過ぎに注意を。

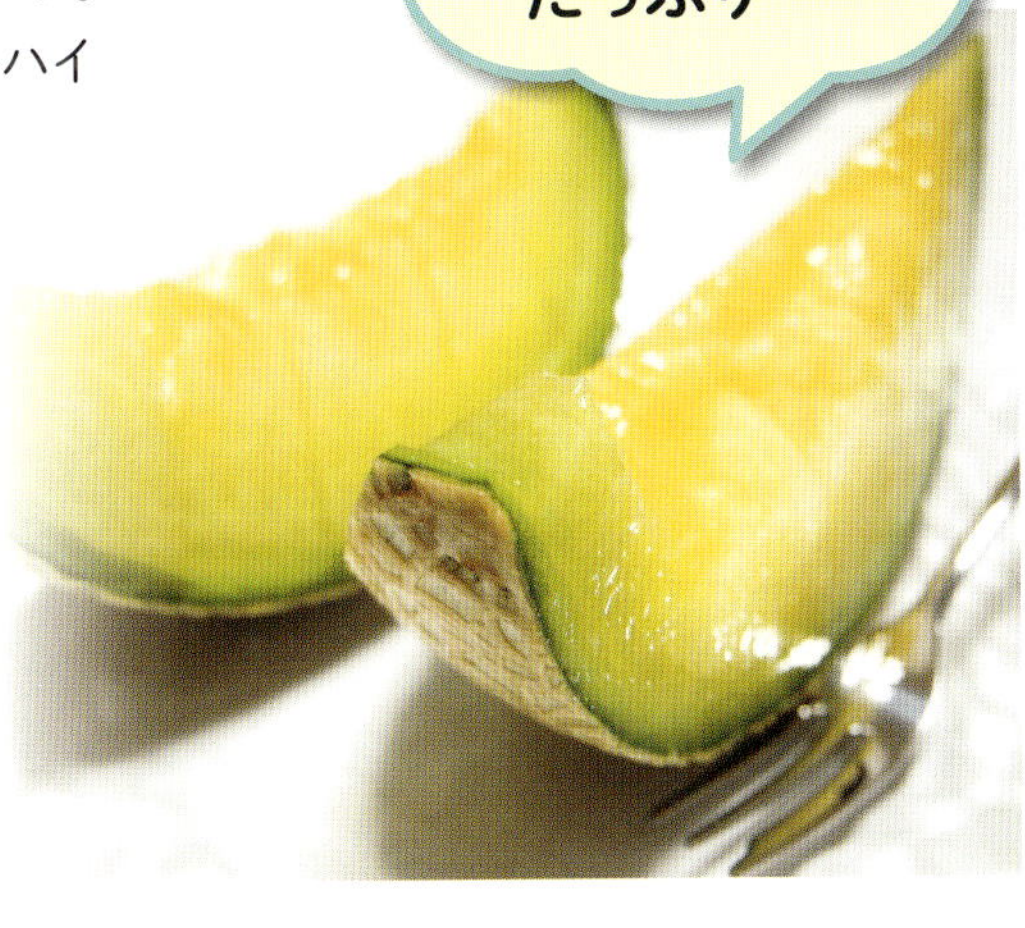

内臓脂肪に
なりやすい果糖が
たっぷり…

33 「トクホ」ってなんだ？国のお墨付き優良食品

薬として利用されてきた成分も含むから効果あり！

ペットボトル飲料、ヨーグルト、納豆やガムなど「トクホ」（特定保健用食品）のマークがついた商品が、スーパーの棚をにぎわせています。

特定保健健康食品の定義を厚生労働省のウェブサイトで見ると、「（体の）生理学的機能などに影響を与える保健機能成分を含む食品で、消費者庁長官の許可を得て特定の保健の用途に適する旨を表示できる食品」と記載されています。**昔から薬として利用されてきた成分が使われているものもあり、特定の効果をうたってもいいと認められた食品です。**うまく活用しましょう！

選ぶならトクホ！

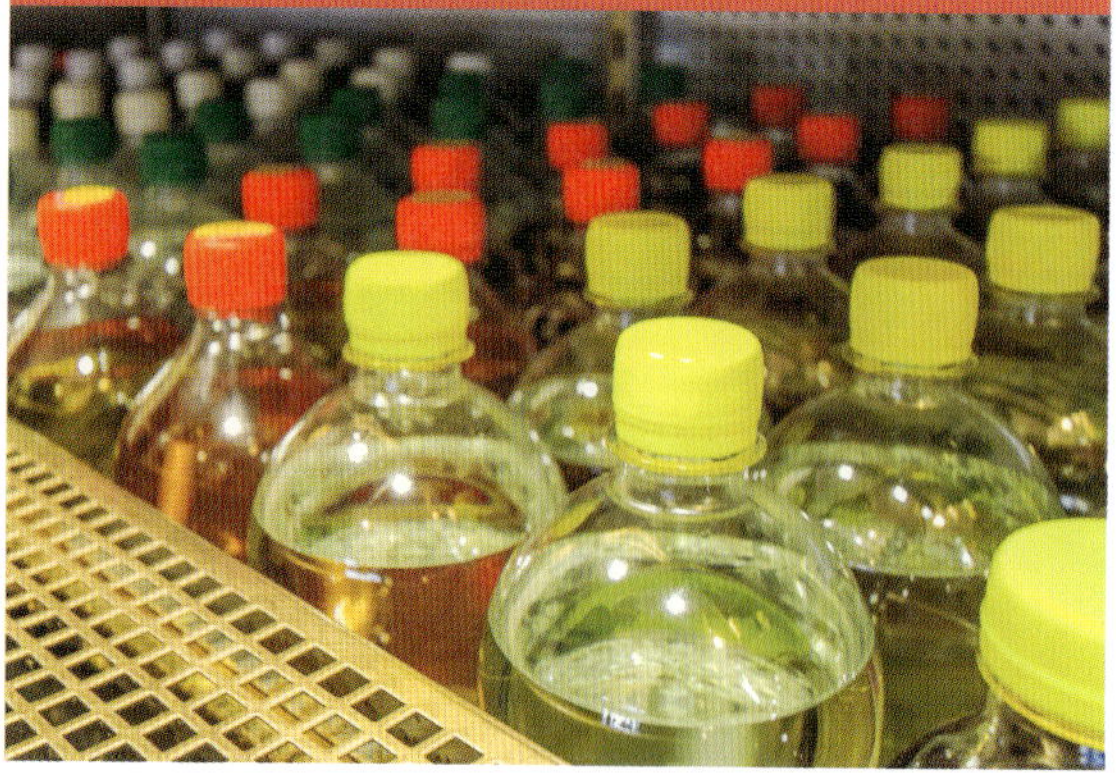

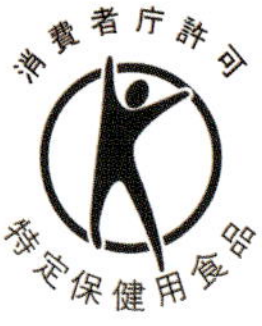

さまざまな種類がある「トクホ」商品。同じ食品なら「トクホ」つきを選んだほうが健康面でお得！

第5章

気持ちよく魅力的な体型に変わる！　ズボラ体操

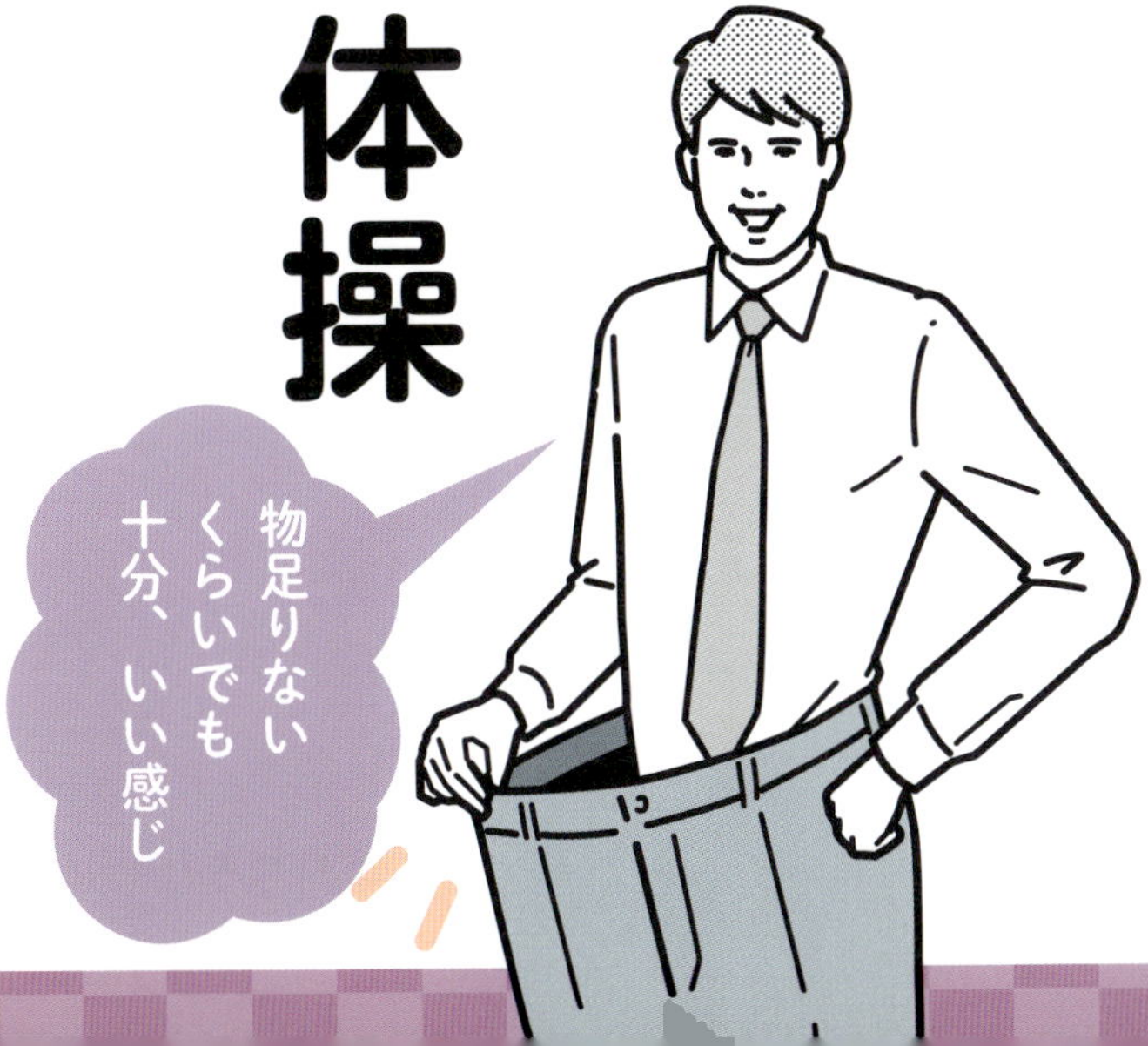

34 覚悟も、時間も、お金も不要。ゆるい体操でみるみる改善！

「物足りない！」程度の運動で、十分効果的！

コレステロール値や中性脂値の改善には、「運動療法」が食事療法と併せて大切です。**運動により体重が落ちるのみならず、脂質代謝が活性化し、脂肪をためにくい体質に変わります。**さらに心肺機能が向上し、血液の流れがよくなるため、内臓機能や脳の思考機能もアップします。

ここで提案する運動は、当然ズボラ向け。「覚悟も、時間も、お金も不要」の、軽くこなせる運動です。あまりに簡単なので「不十分では？」と思うかもしれません。いえ、コレステロール値を下げるだけなら「物足りない！」程度で十分です。

便利になり過ぎた現代社会。体を動かす機会が激減しました。その便利さが、生活習慣病に関わっています。今までズボラ生活を送ってきた人が、突然ハードなトレーニングをしても挫折するのは目に見えています。**差し当たってはちょこちょこ体を動かし、活動量を増やしましょう。**慣れてきたら少しずつ運動量を増やし、中性脂肪の減量を加速させていくのが、結果的に「最速」です！

ウォーキングやストレッチなどのゆるい運動が、脂質異常症の中でもＨＤＬコレステロールを高めるベストの方法。いかなる薬よりも効果的。

35 だから、今までより30分多く動くだけでいい！

通勤で1駅分歩く。コンビニまで散歩する！

1日の目標にしたいエネルギー消費量は、150㎉です。体重60kgの男性だと、普通の速さ（5㎞／h）で約5㎞歩けば、約150㎉消費できます。5㎞／hで5㎞ですから、かかる時間は1時間。でも通勤や営業の外回りなどの日常的な運動量を加味すれば、この半分程度のカロリーは、すでに消費しています。

だからあと少しウォーキングをプラスするだけで70〜80㎉はらくに達成。**ウォーキング、ジョギング、サイクリング、水泳などの有酸素運動が、中性脂肪を落とすには効果的です。**

30分間を分割して、15分×2回、10分×3回などでもOK。目的地の1駅前で降りて歩く、最寄り駅からひとつ先のコンビニまで買い物にいくといった程度で十分です。

まずは運動効果を高めるために、正しい姿勢をマスターしましょう。次ページからの写真を参考に立ち方、歩き方の理想形をつかんでください。

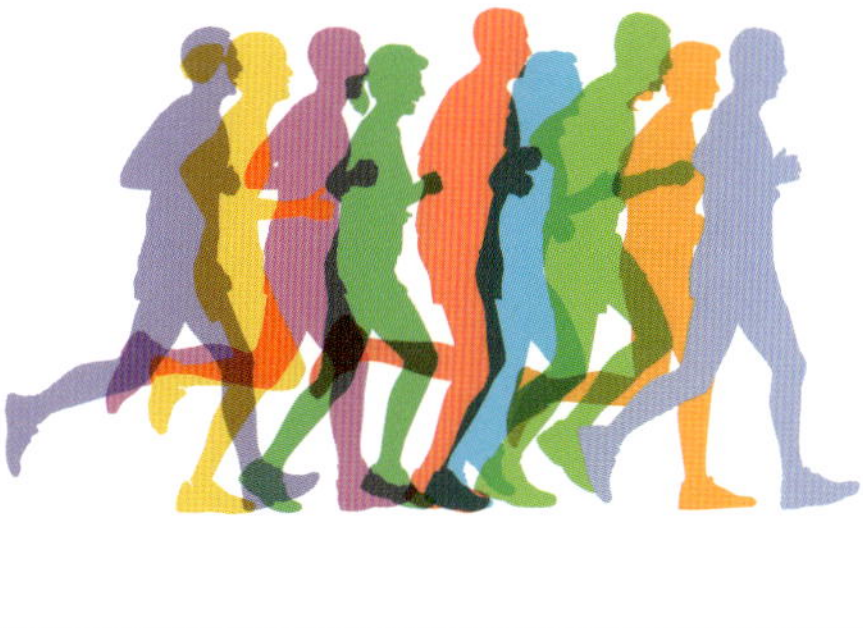

第5章

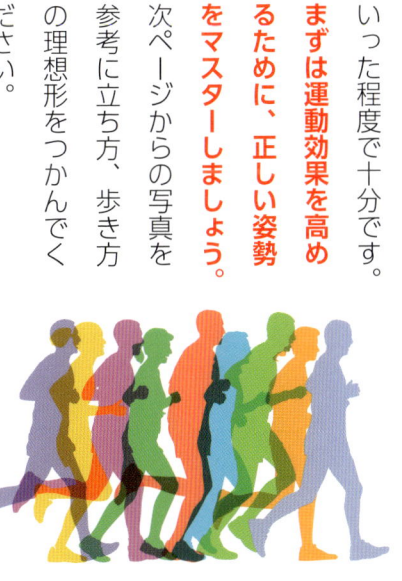

魅力的な立ち方

正面からチェック

人間は左右対称のものに美しさを感じるようにできている。肩と腰、この2カ所だけ水平にキープするようにすれば、服だってカッコよく着こなせる！

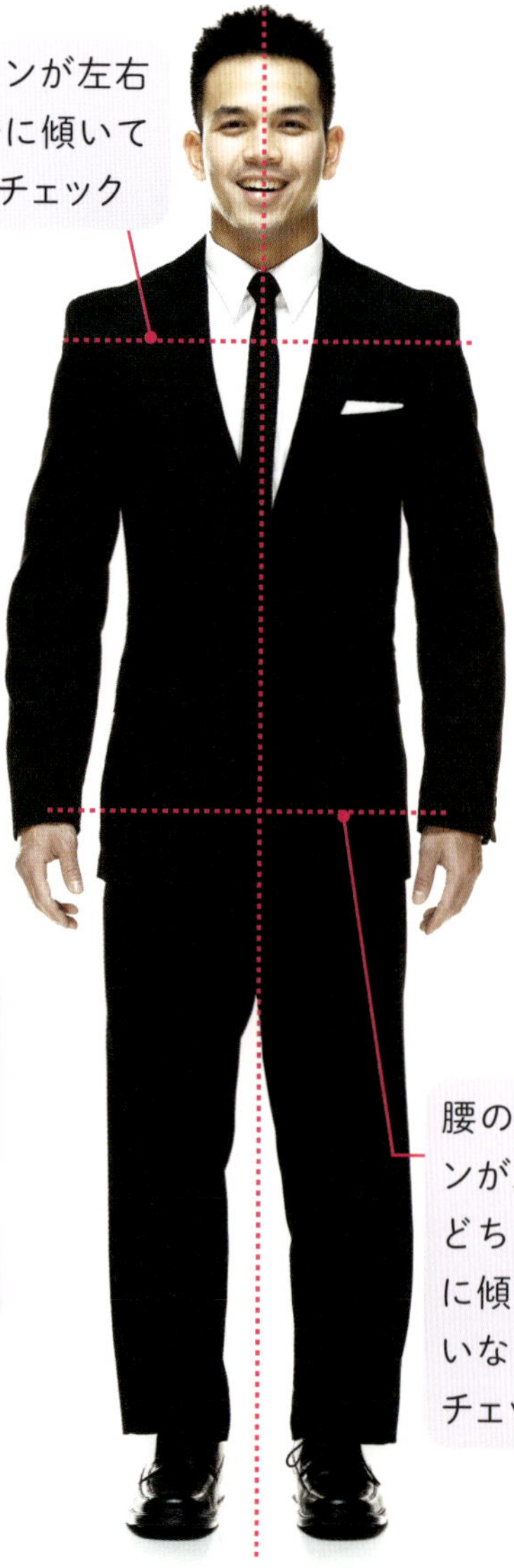

肩のラインが左右どちらかに傾いていないかチェック
腰のラインが左右どちらかに傾いていないかチェック

横からチェック

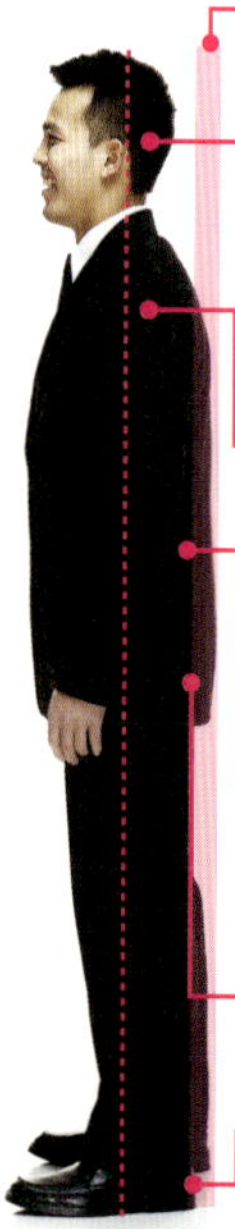

壁を背にして直立したとき、耳・肩・ひざ横・くるぶしを一直線に
後頭部が壁につく
左右の肩甲骨を寄せて壁につけたとき、肩のラインが左右どちらかに傾いていない
背中と壁の間に約1cmのすき間ができる
お尻が壁につく
両足のかかとが揃って壁につく

運動効果をアップさせる正しいウォーキングフォーム

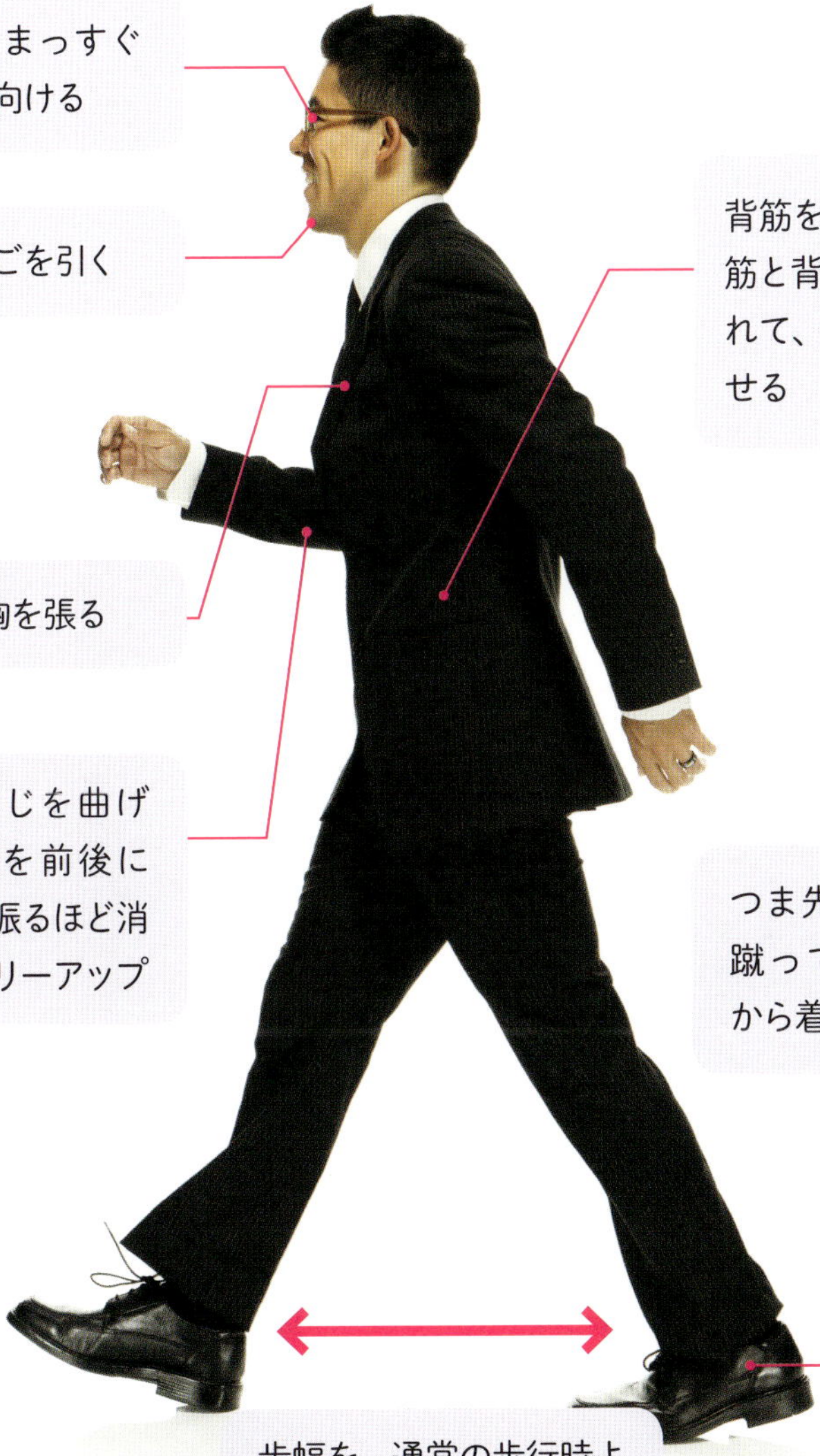

視線はまっすぐ前方に向ける
軽くあごを引く
背筋を伸ばし、腹筋と背筋に力を入れて、お腹を凹ませる
軽く胸を張る
軽くひじを曲げる。腕を前後に大きく振るほど消費カロリーアップ
つま先で地面を蹴って、かかとから着地する
歩幅を、通常の歩行時より約 10 cm 広くすると消費カロリーアップ

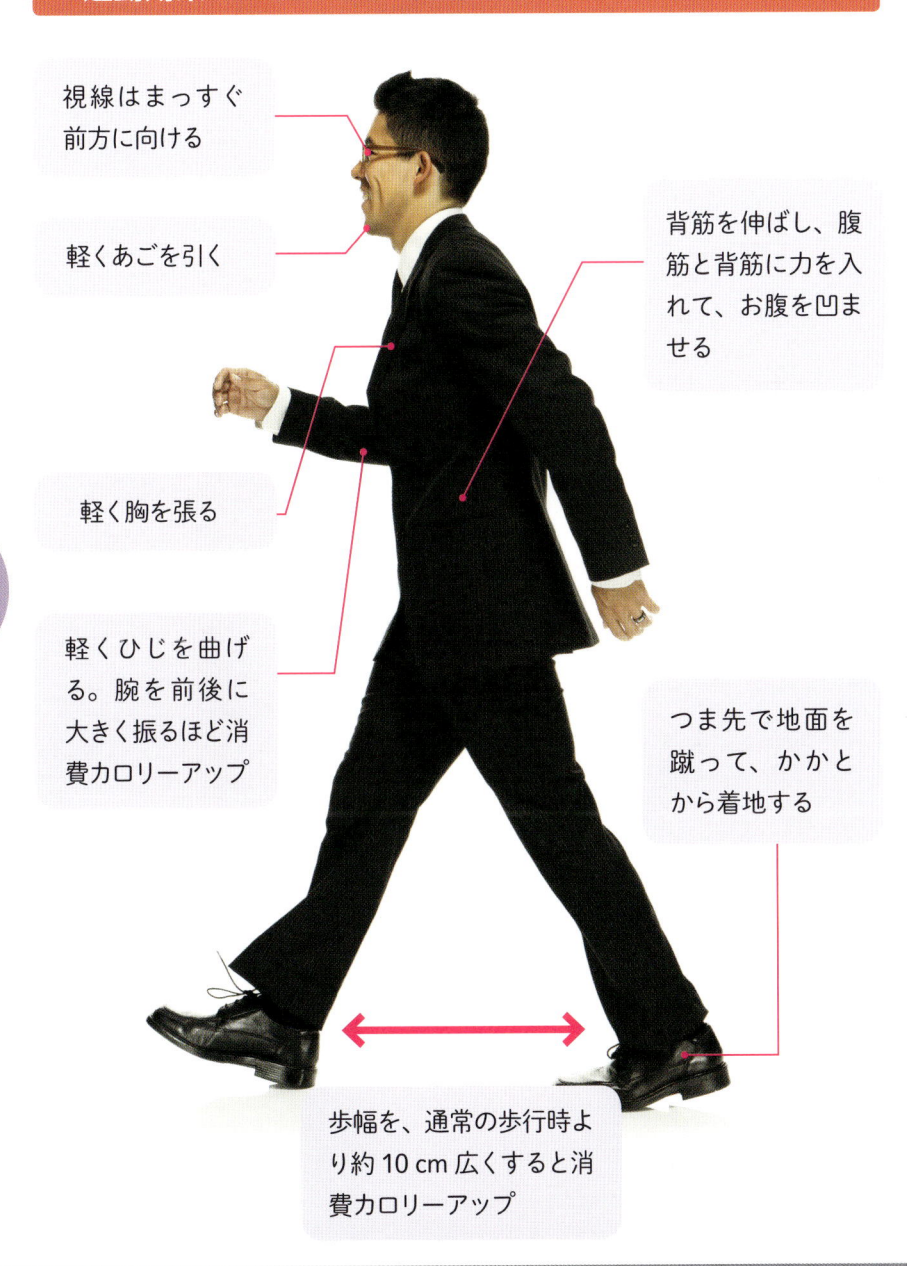

36 心も気持ちよく洗われるズボラ・ストレッチ

呼吸を止めずに、伸ばしている部位に意識を集中！

ズボラ人間にピッタリなのが、ストレッチ。理由は、実に軽度な運動だからです！　硬くなった筋肉をじっくりジワジワ伸ばし、狭くなっている関節の可動域を広げます。筋肉を柔らかくする効果が期待できます。**柔軟性が高まれば代謝もよくなり、肥満解消の一助にもなりますよ。**

ストレッチの効果をグッと上げるためのコツがあります。それは、**息を止めないこと。**それだけ気を付ければいいのです。そのうえで、伸ばしている部位に意識を集中させることができれば、完璧です！

腰（横）のズボラ・ストレッチ

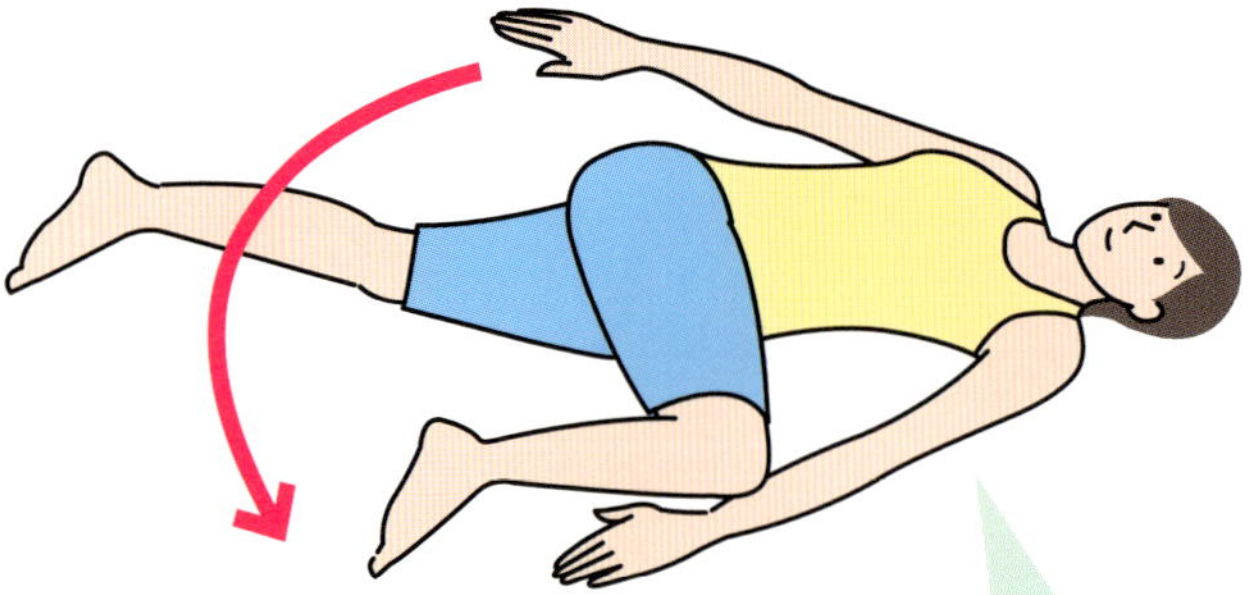

仰向けに寝て、両腕を少し広げて手のひらを床につける。両手・両肩がなるべく床から離れないように、息をゆっくり吐きながら右足を持ち上げて、右ひざを左足の外側の床につくように腰をひねる。そのとき顔は反対の右へ向け、この姿勢を20秒キープ。左右各2回行なう。

腰（後ろ）のズボラ・ストレッチ

1

床に仰向けに寝て、両ひざを上げる。息を吐きながら、お尻を浮かせ、両手で抱え込むように両ひざを胸の前に引き寄せる。できれば上半身も起こして、体を丸くする。この状態を 20 秒保つ。

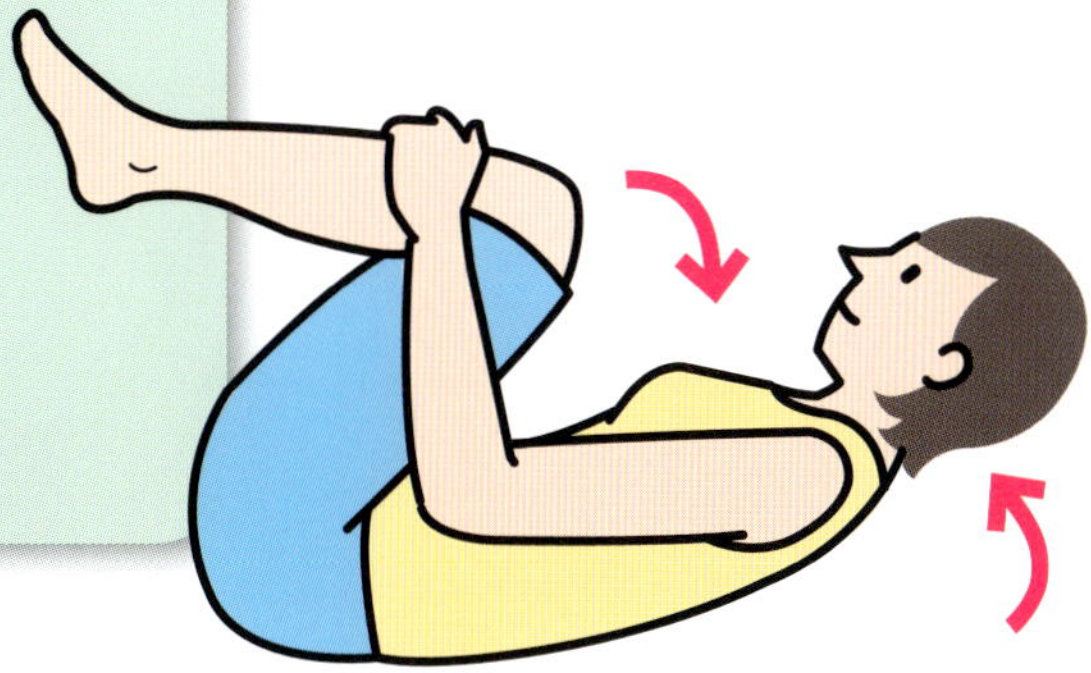

2

一度大きく息を吸って、息を吐きながら両手を一気に解き放ち、バンザイをするように頭の上へあげ、両腕を床につける。同時にひざを曲げたまま足を下ろし、つま先を床につける。このとき、背中全体と後頭部も床につける。そこから円を描くように両腕を回し、再び**1**のポーズに戻す。**1**～**2**の運動を 6 回繰り返す。

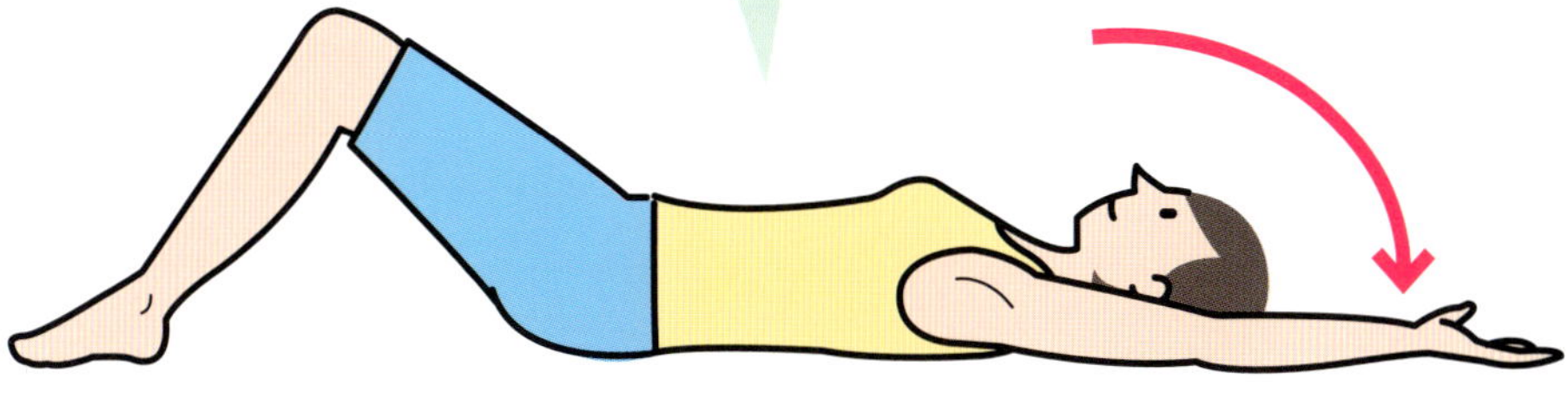

第5章

ハムストリングのズボラ・ストレッチ

1

床に仰向けに寝て、左ひざを曲げて両手で抱え、息を吐きながらひざを胸元にゆっくりと近づける。このとき、伸ばしたほうの右足が床から離れないように気を付ける。左足を戻し、右足でも同じ動作を行なう。左右で 20 回ずつ。

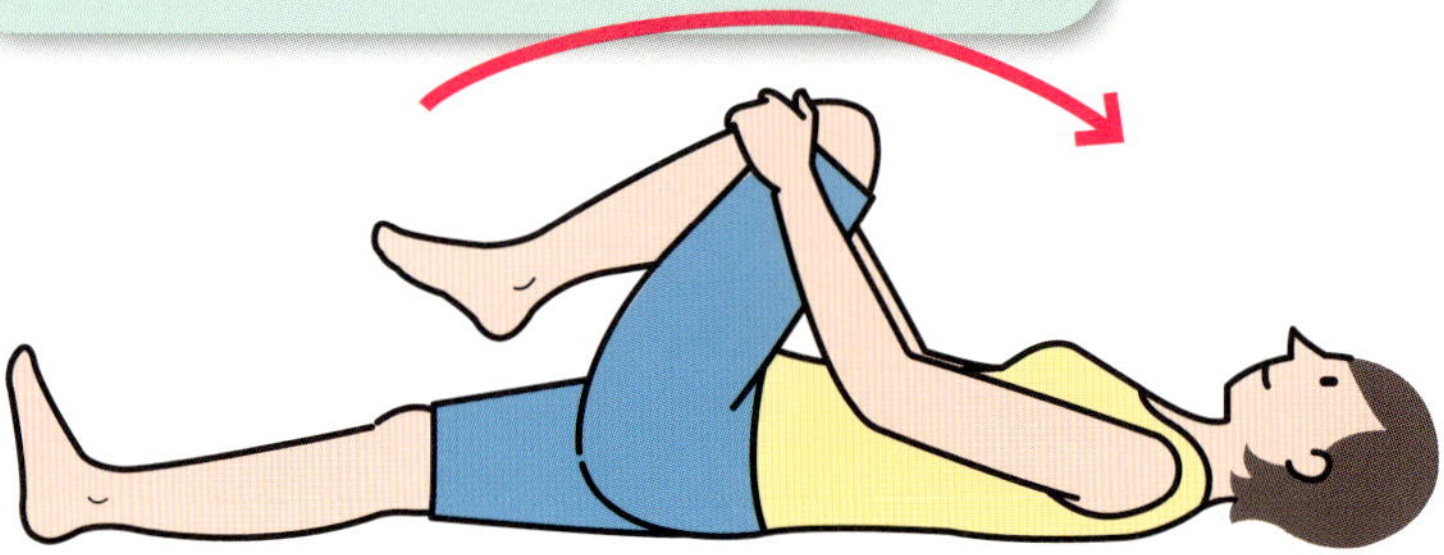

2

床に仰向けに寝て、左ひざを曲げて両手で抱え、背中を丸めて離す。上半身を持ち上げる。伸ばしたほうの右足は床から少し離す。息を吐きながら左ひざを胸元に引き寄せる動きを 6 回。右足でも同様の動作を 6 回繰り返す。

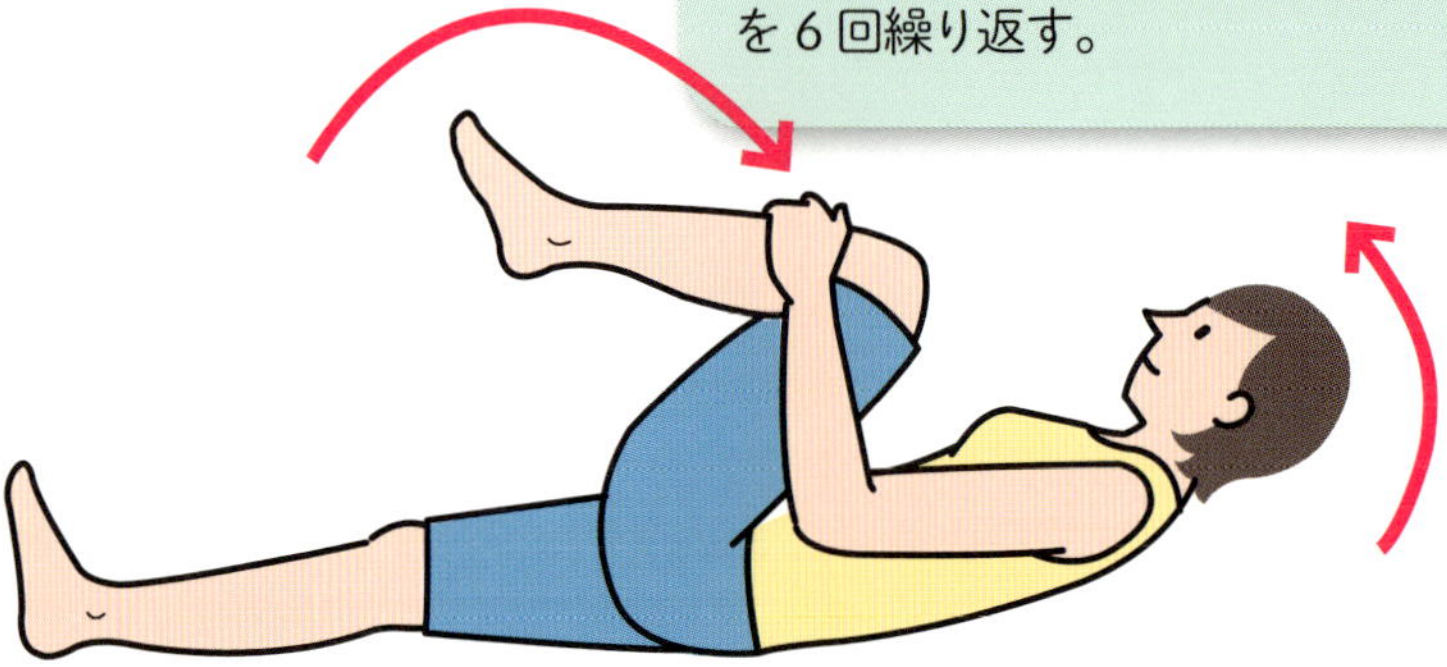

背中のズボラ・ストレッチ

あぐらをかいて座る。胸の前で大きなボールを抱えるように、背中を丸め、ひじを伸ばさずに両手を組む。息を吐きながら両手を前に伸ばして、手と背中を互いに遠ざけるようにして伸ばす。息を吐きながら20秒キープ。

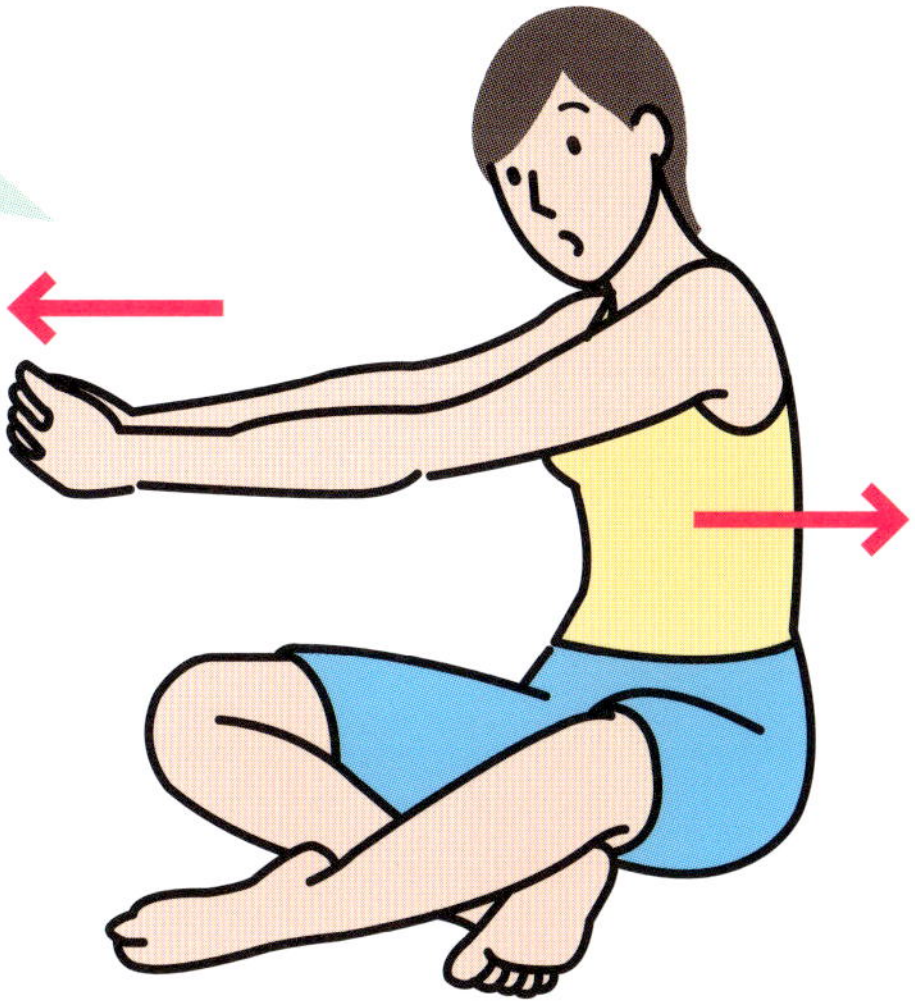

胸のズボラ・ストレッチ

あぐらをかいて座る。両手を背中の後ろで組む。息を吐きながら胸を張り、両手を下後方にグーッと伸ばす。一度息つぎをしてから、この姿勢を20秒間キープ。

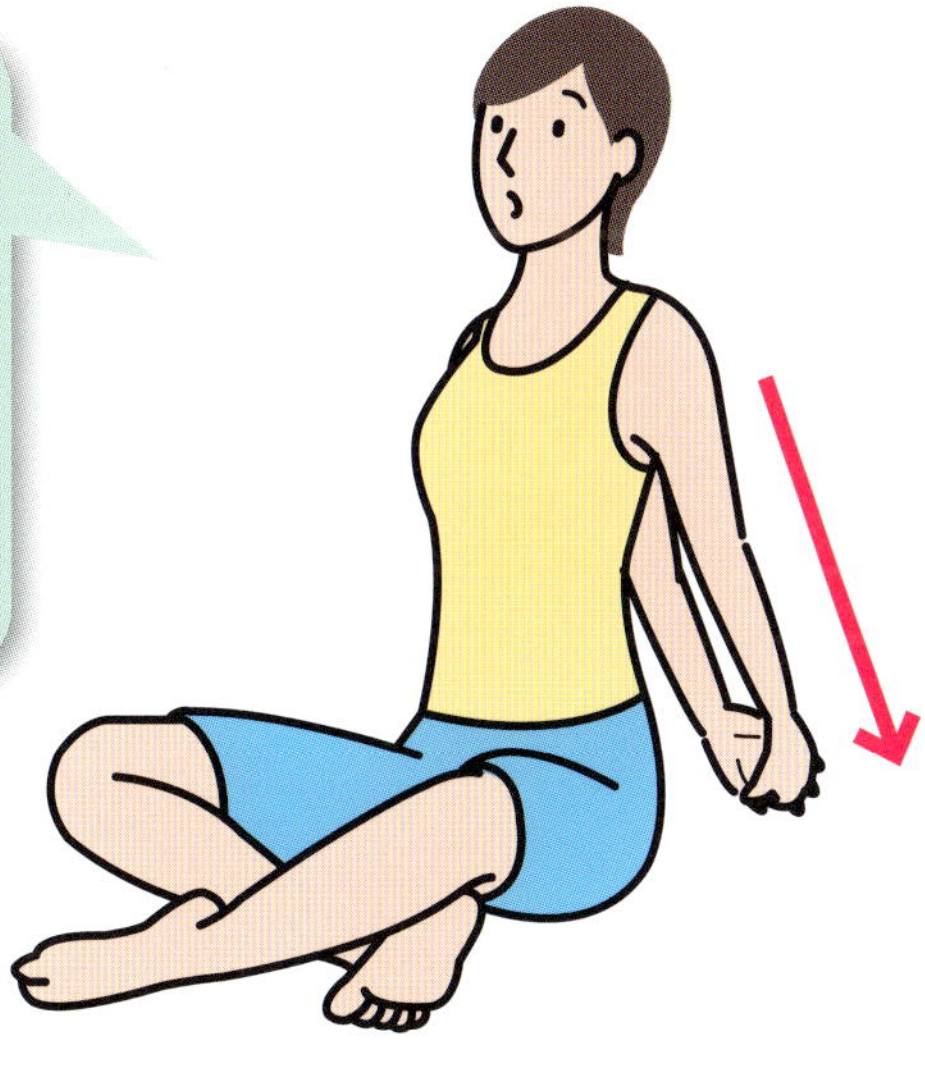

お尻のズボラ・ストレッチ

床に両ひざを立てて座る。お尻の後方の床に両手をついて上体を後ろに倒す。この状態で、右足を左ひざの上にのせ、20秒キープしたら元に戻す。反対側も同様に。

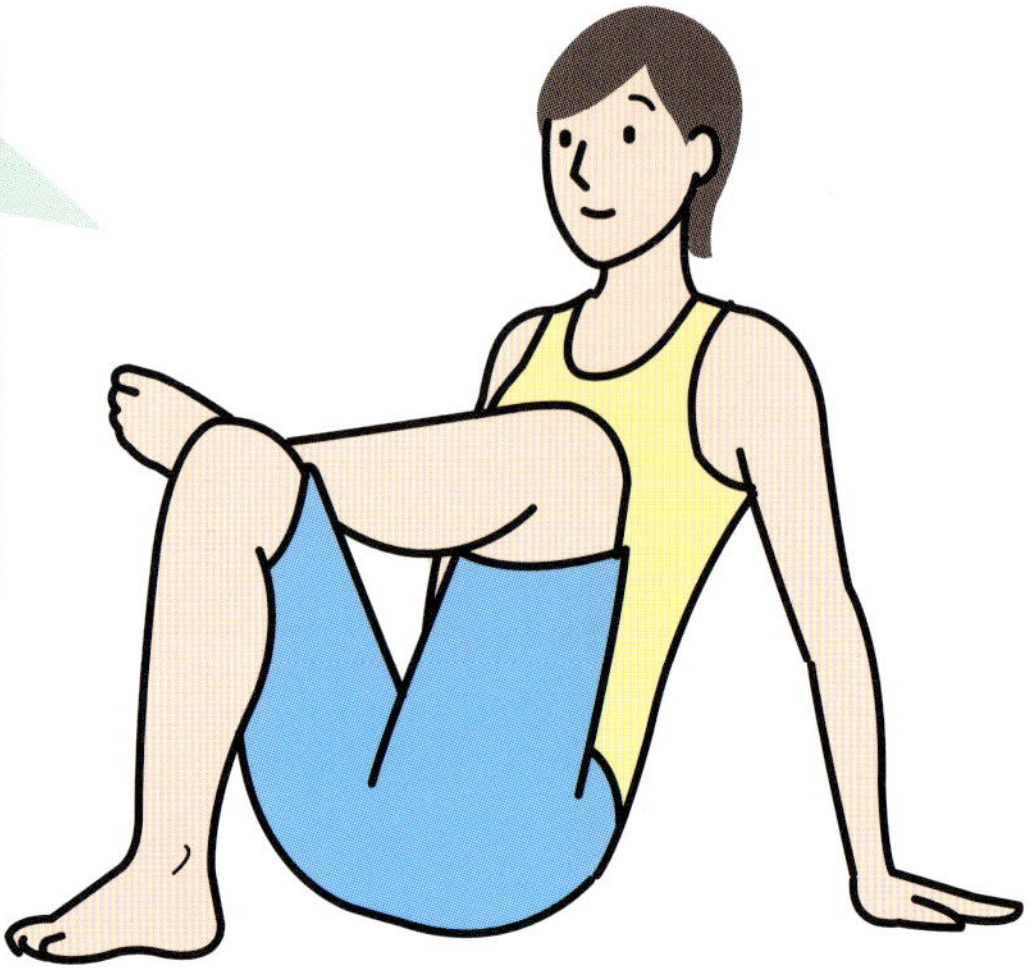

前太もものズボラ・ストレッチ

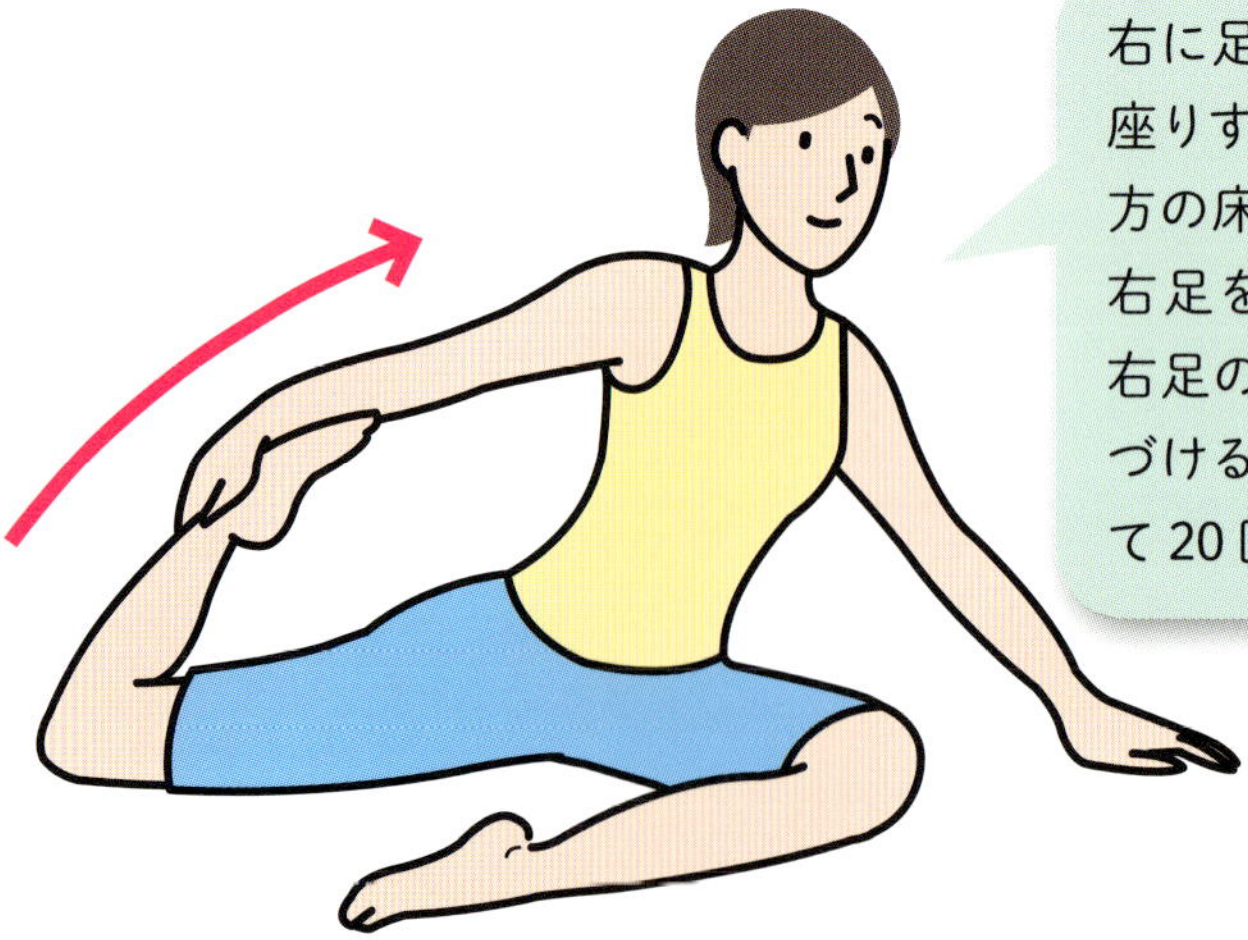

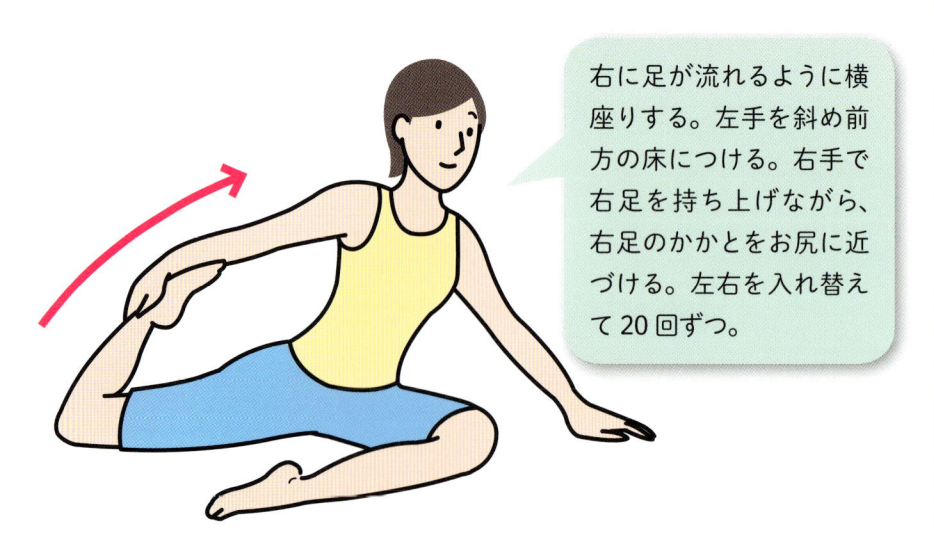

右に足が流れるように横座りする。左手を斜め前方の床につける。右手で右足を持ち上げながら、右足のかかとをお尻に近づける。左右を入れ替えて20回ずつ。

37

内臓脂肪がグングン燃える最強ズボラ・筋トレ

体幹トレーニングでお腹を凹ませる！

たるんだお腹を引き締める最強ズボラ・筋トレ

引き締まった体をつくるには、有酸素運動とともに、無酸素運動である筋肉トレーニングをするとさらに効果的。これから紹介する体幹トレーニングをうまく取り入れて、継続していきましょう！

基礎代謝が上がり、太りにくい体質への近道です。

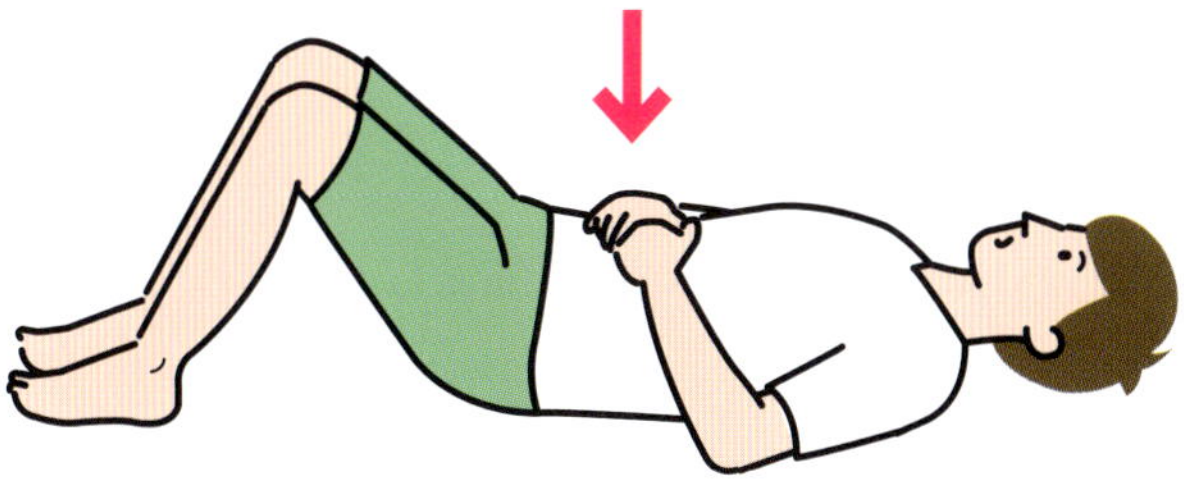

腹横筋は、腹部の深部にあるインナーマッスルで、体幹を固定し内臓を正しい位置に収める役割を持つ。事前にストレッチをする必要もなく、仰向けに寝たままの姿勢で無理なく鍛えられるので、最もおすすめ。

1. 仰向けに寝て、両ひざを立て、両手をお腹の上に重ねる。全身の力を抜いてリラックスした状態を保つ。
2. 腹式呼吸で長く息を吐きながら、おへそのあたりを凹ませる。
3. 息を吐ききったら、お腹の力を一気にゆるめる。次に鼻からゆっくり息を吸い込み、お腹をふくらませる。
4. お腹の上に置いた手で、腹筋の動きを確認しながら、②〜③を10回繰り返す。

下腹のズボラ・筋トレ

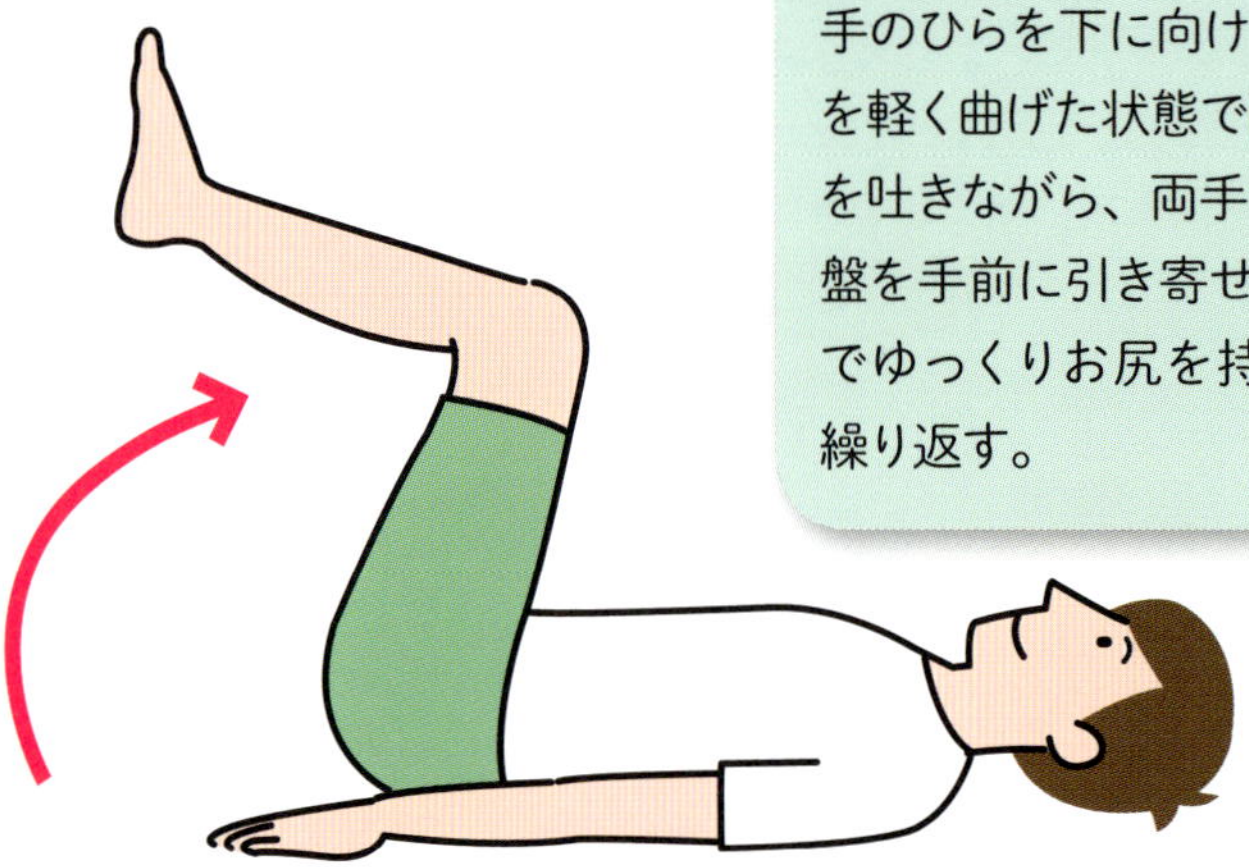

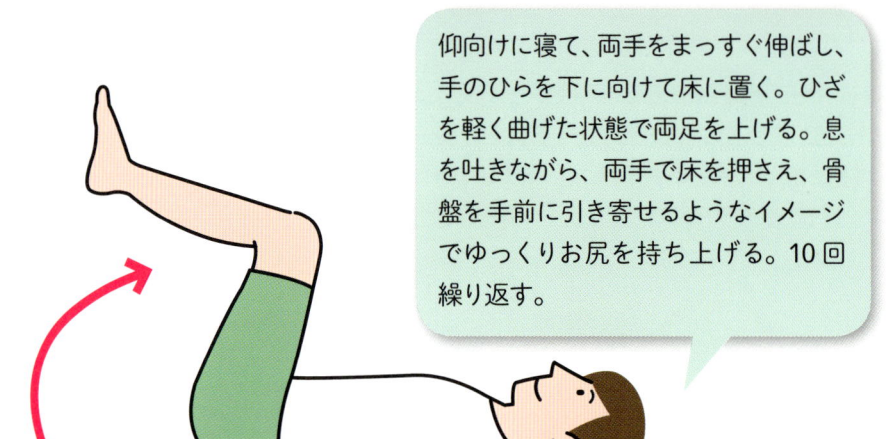

仰向けに寝て、両手をまっすぐ伸ばし、手のひらを下に向けて床に置く。ひざを軽く曲げた状態で両足を上げる。息を吐きながら、両手で床を押さえ、骨盤を手前に引き寄せるようなイメージでゆっくりお尻を持ち上げる。10回繰り返す。

ズボラ・筋トレ（初級）

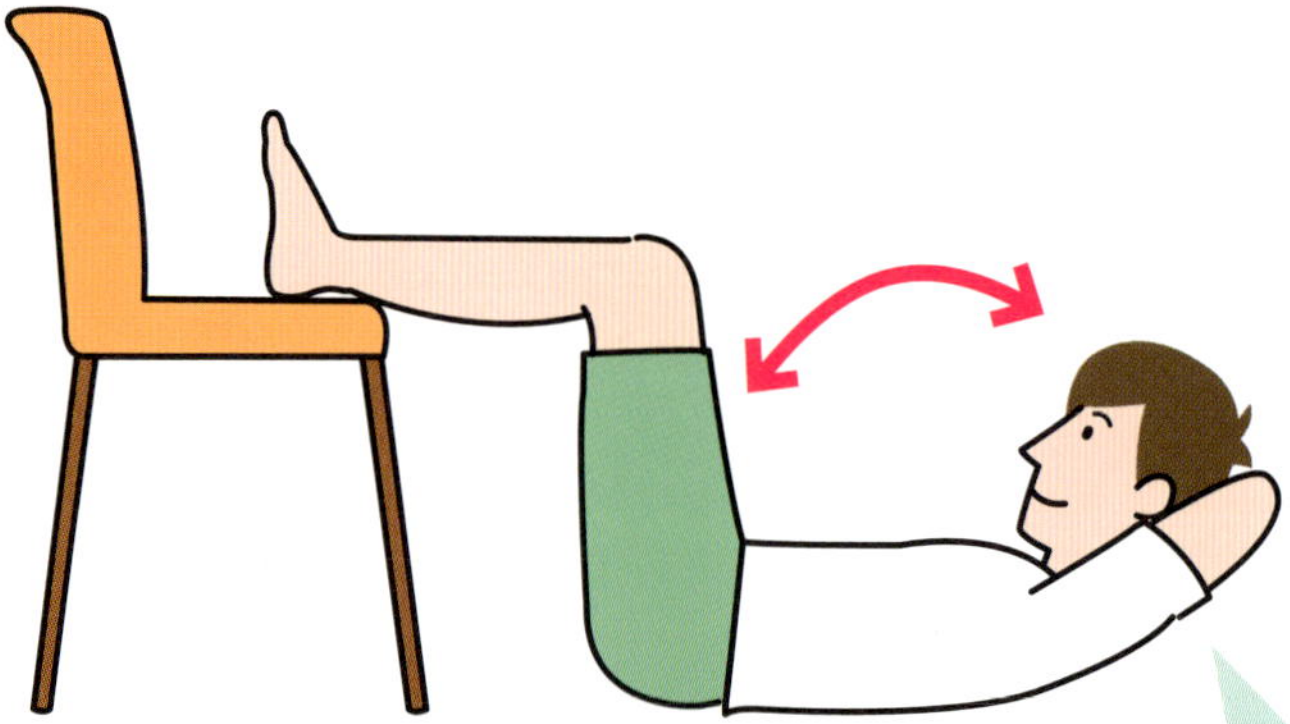

イスを使う、ゆるめのトレーニング。仰向けに寝て、両足をイスの座面にのせ、あごを引き、両手を頭の後ろで組む。息を吐きながら、2秒かけてゆっくりと上体を持ち上げる。息を吐きながら、また2秒かけてゆっくり元に戻す。10回。

ズボラ・筋トレ（中級）

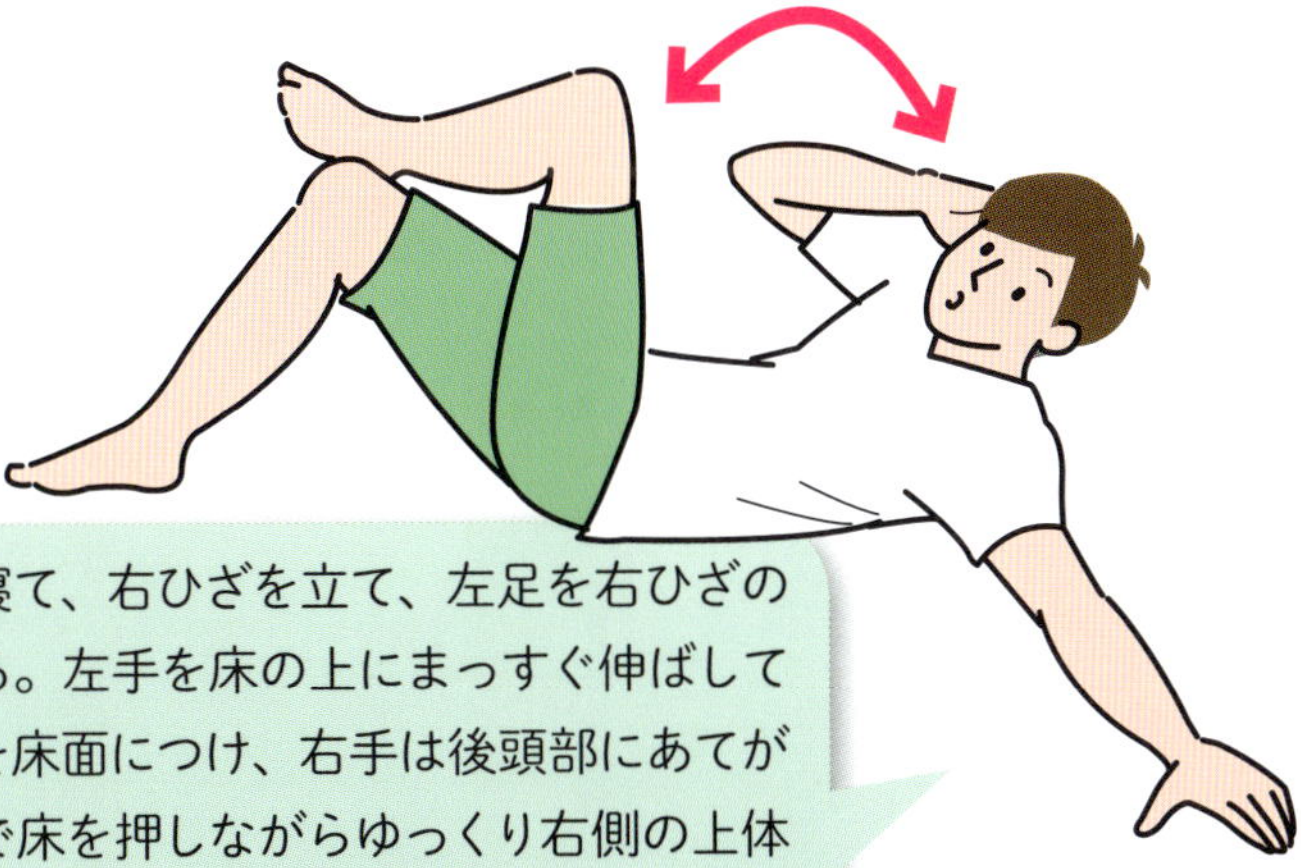

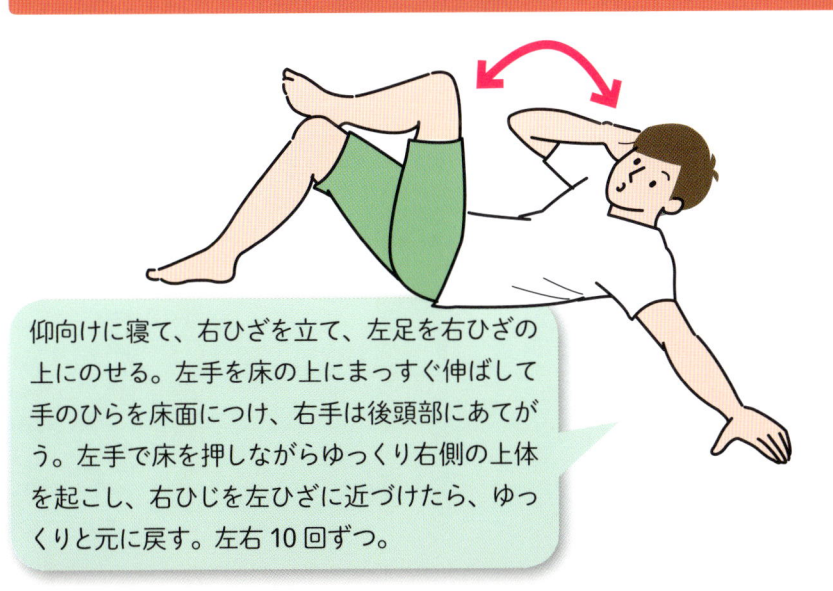

仰向けに寝て、右ひざを立て、左足を右ひざの上にのせる。左手を床の上にまっすぐ伸ばして手のひらを床面につけ、右手は後頭部にあてがう。左手で床を押しながらゆっくり右側の上体を起こし、右ひじを左ひざに近づけたら、ゆっくりと元に戻す。左右10回ずつ。

腹筋と内ももを同時に鍛えるズボラ・筋トレ

仰向けに寝て、ひざの間にたたんだタオルを挟む。ひざを直角に曲げて持ち上げる。両手をひざのほうにまっすぐ伸ばし、太ももに力を入れたまま上体を持ち上げる。このとき足を動かさないこと。息を吐きながら2秒かけて上体を起こし、息を吸いながら2秒かけて戻す動作を10回。

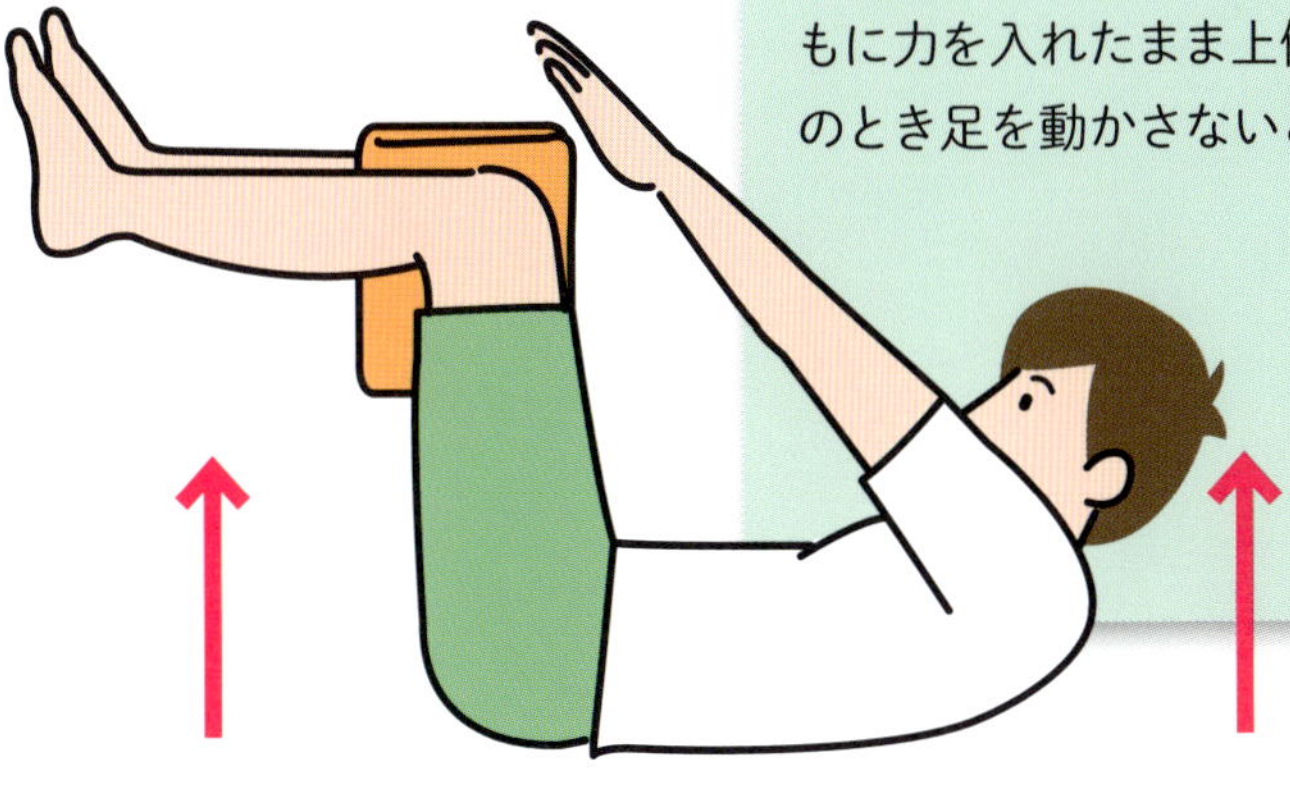

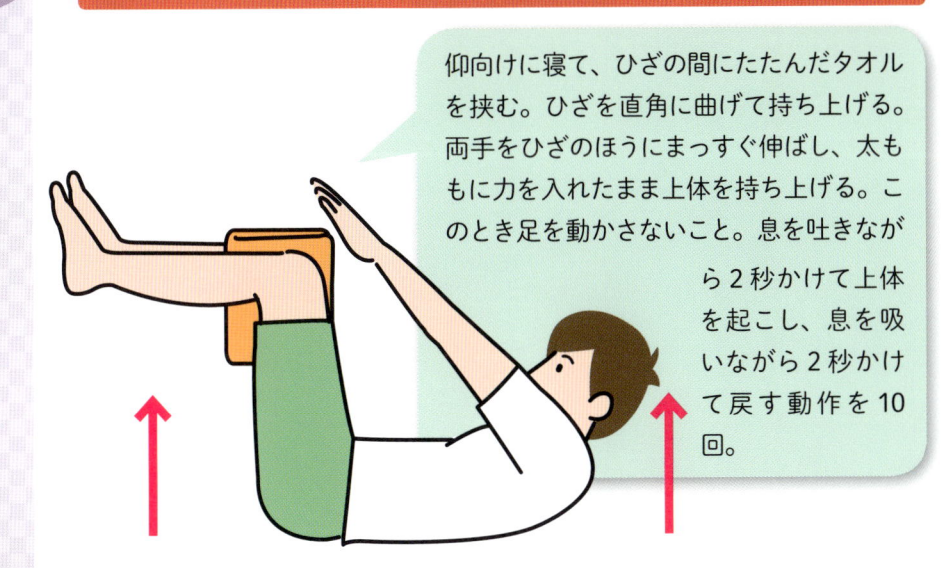

38

30分すらとれないあなたに、ズボラ・スペシャル！

通勤や家事の時間を使った簡単体操を紹介！

え、「1日30分の運動の時間もとれない」ですって？　**そんな超忙しいビジネスパーソンのために、スペシャル・ズボラ・エクササイズを提案。**通勤や家事のついでにできる、すきま時間を使った簡単体操をいろいろご紹介します！

まず、電車の中では座らずに、できるだけ立つようにしましょう。吊り革につかまりながら、姿勢と体のバランスを安定させてつま先立ちになり、かかとの上げ下げ運動を行ないます。これは、ふくらはぎを鍛える効果があります。

ふくらはぎは、下半身にたまった血液を心臓に送り返すポンピング運動をしています。鍛えることで、全身の血流を良好に保つことができます。代謝が改善し、活発に動けるようになるから、肥満解消の一助となります！

オフィスワークが多い方なら、肩を回したり、下肢を伸ばしたりする運動を取り入れましょう。1時間に1回行なうといいですね。家では家事の合間に行なうと効果的です。

継続は力なり。塵も積もれば山となる。こうして少しずつ、日常生活で体を動かす運動習慣を身につければ、効果的な肥満解消につながります！

家でも通勤中でもふくらはぎの筋トレ

毎日の通勤電車の中でやるだけ。ほんの数分間をトレーニングに当てるだけで、たるんだお腹を引き締めることができる。

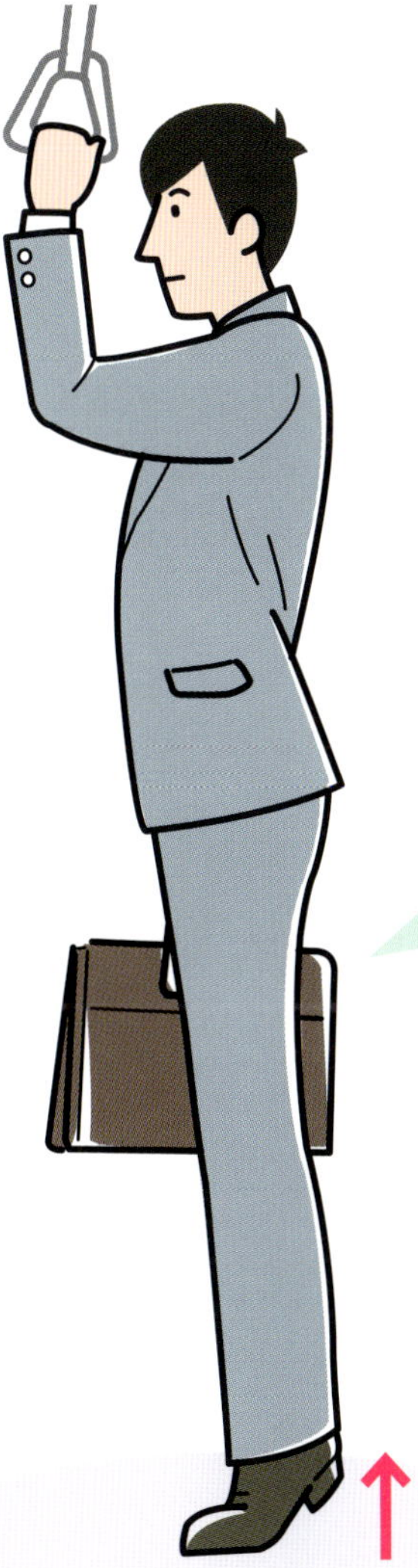

吊り革を持ち、肛門を締めてお腹に力を入れて立つだけでも腹筋と足の筋肉を鍛えることができる。このとき、かかとを浮かせてつま先立ちをすれば、下半身の筋力がいっそうアップ。
これを2分間、4～5回行なう。電車の発着時や揺れが大きいときはさけること。

肩とふくらはぎのズボラ・ストレッチ

肩

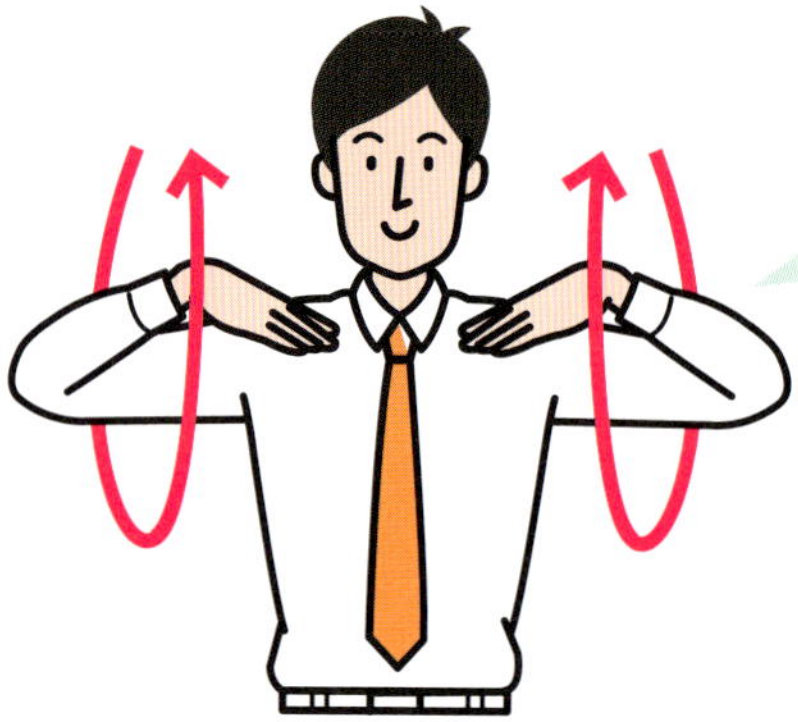

両上腕を肩と水平になる高さまで持ち上げる。ひじから先は力を抜き、両ひじをサッカーボール大の円を描くように前方向に20回回す。次に後ろ方向に20回。肩甲骨を動かして、肩の周辺にある大きな筋肉を動かすことで代謝が上がる。

ふくらはぎ

第二の心臓とも呼ばれるふくらはぎをストレッチすることで、下半身の血行を促進。アキレス腱伸ばしの要領で足を前後に開き、後ろ足のかかとが床から離れない程度に、前に踏み出したほうのひざを曲げる。両手は前足のひざの上に置き、視線はまっすぐ前に。

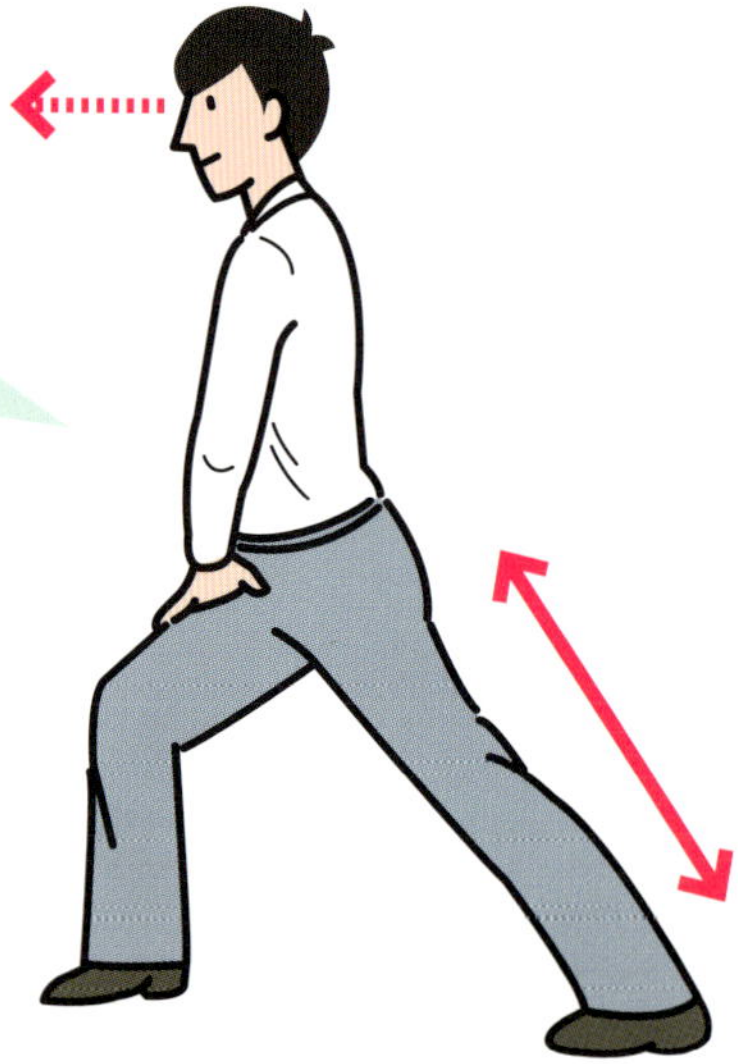

家事をしながらズボラ・筋トレ

キッチンで炊事や後片づけをしながらでも、下半身の筋肉は鍛えられる。

レッグカール

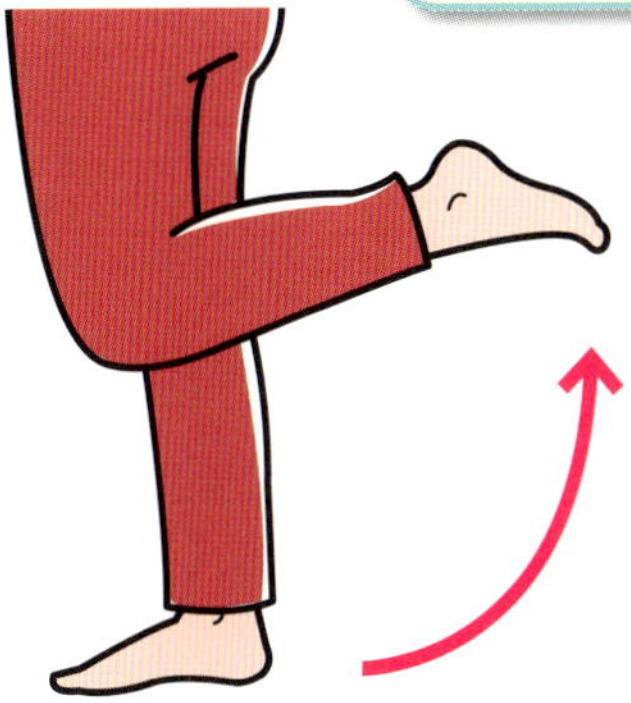

背筋を伸ばして立ち、片方の足のかかとをゆっくりとお尻に近づけ、ゆっくりと下におろす。太ももを動かさず、ひざの下だけを動かすことがポイント。左右の足を交互に10回ずつ行なう。

掃除をしながら下半身強化

足を前後に大きく開いて腰を落とし、前かがみにならないよう、常に背筋を伸ばした正しい姿勢でモップがけや掃除機がけをする。前に踏み出す足やモップや掃除機の持ち手を替えると、左右のバランス感覚がアップし、体幹が鍛えられる。

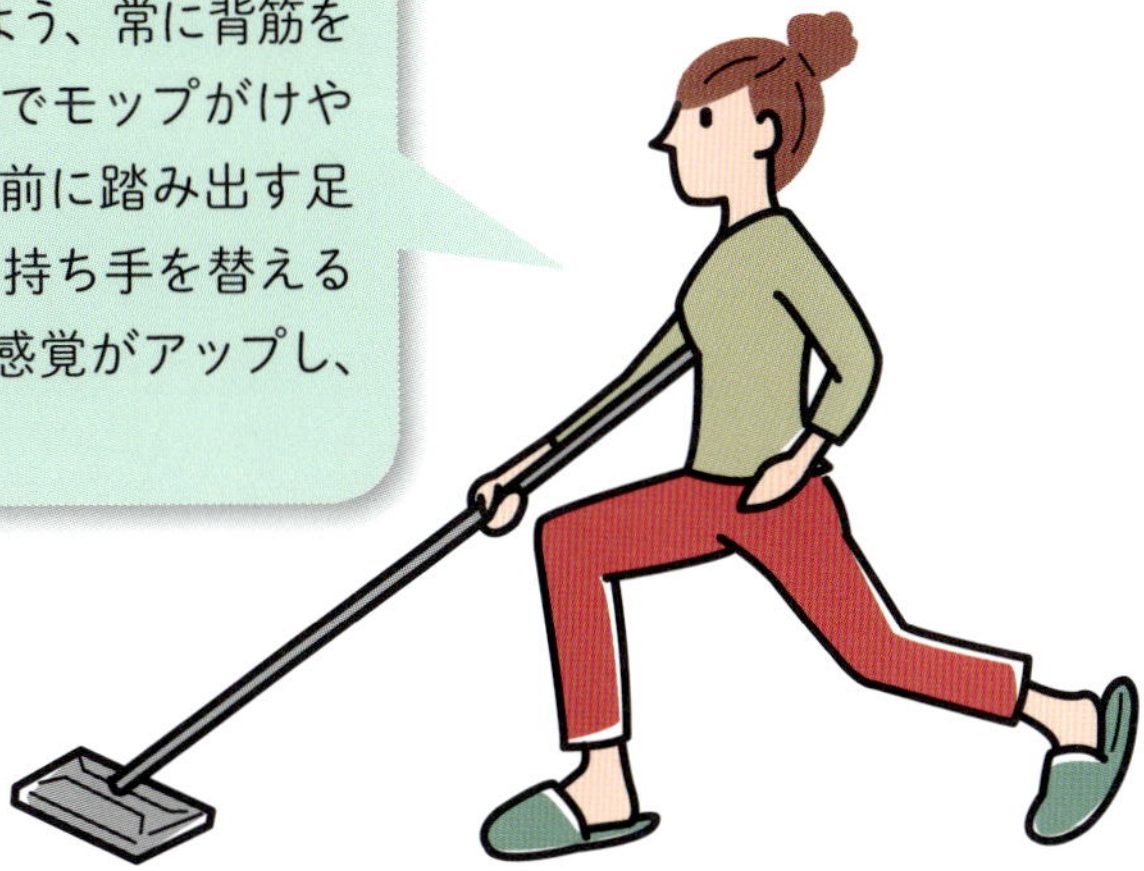

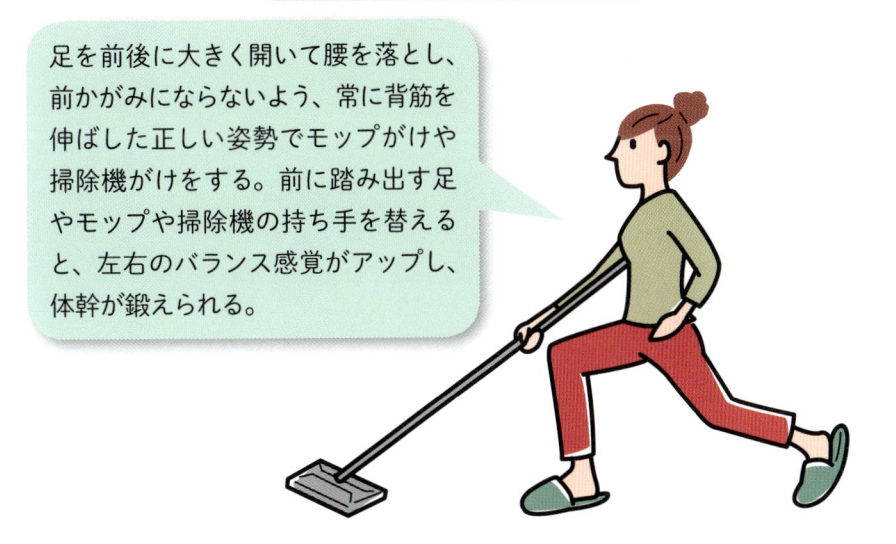

39

ツボ押しで体脂肪をこっそり燃やす！

やせるツボから、食欲を抑えるツボまで！

東洋医学では、「気」と「血」を体の健康を保つためのエネルギーをしてとらえ、これらが「経《けい》絡《らく》」という道を通って全身に巡ると考えます。また、経絡は主なもので12本あり、その途中にたくさんのツボがあり、全身で360以上もあるといわれています。

本格的にハリで行なうツボ押しだと、専門家の指導が必要ですが、本書では指で押す、誰にでもできる初歩のツボ押しを紹介します。**人知れずこっそり、脂肪燃焼にいそしみましょう！**

耳のツボはいずれも、親指と人差し指でツボの周辺をつまみ、人差し指を押し込むように刺激します。3秒押して1秒休むリズムが基本です。

お腹には、へそから両側へ指5本分離れたところに、肥満改善、代謝促進、お腹の張りの解消、便秘・下痢を改善するツボがあります。これらは指で押したのち、10本ほど束ねたつまようじで、やや強めに叩いて刺激します。また耳や唇、あごの近くには、食欲を抑えるツボも！

注意点は、1回に刺激するツボは3つまでということです。食事・入浴の前後1時間と、飲酒時は、ツボ押しはさけます。

スルスルやせる耳ツボ

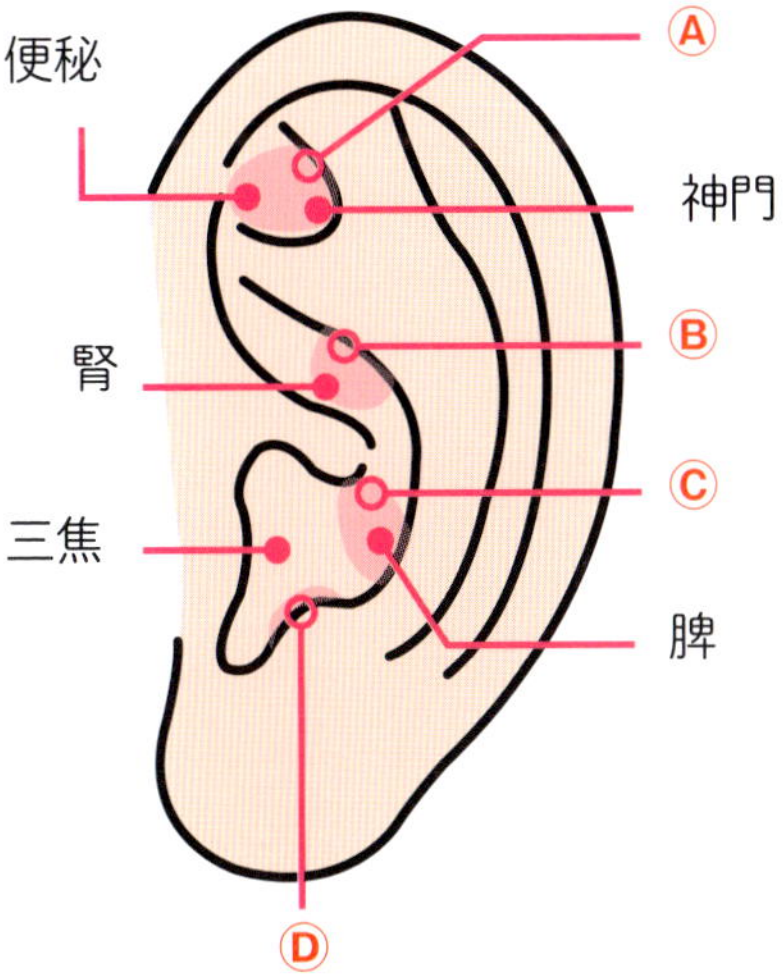

神門《しんもん》	耳上部のくぼみの中央よりやや外側にある。ダイエット中の空腹感やイライラを抑える。
便秘《べんぴ》	耳上部のくぼみの中央よりやや内側にある。肥満改善に効果がある。
腎《じん》	耳中央の隆起部の谷間にあり、体内の水分の巡りをよくし、むくみの解消などに効果がある。
脾《ひ》	耳たぶの上にあるくぼみの中央にある。消化器の働きを整え、むくみの解消などに効果がある。
三焦《さんしょう》	耳たぶの上にあるくぼみの内側下方にある。内臓器官を整え、消化を助けてお腹の張りを解消。

Ⓐ…耳ツボダイエットの最重要ポイントとなるゾーン
Ⓑ…下腹のでっぱりが気になる場合に刺激するゾーン
Ⓒ…上腹のでっぱりが気になる場合に刺激するゾーン
Ⓓ…お腹全体がでっぱっている場合に刺激するゾーン

肥満細胞を攻撃するツボ

やせるツボの基本は「大横」

大横《だいおう》　へそを中心に両側へ指5本分離れたところにある。

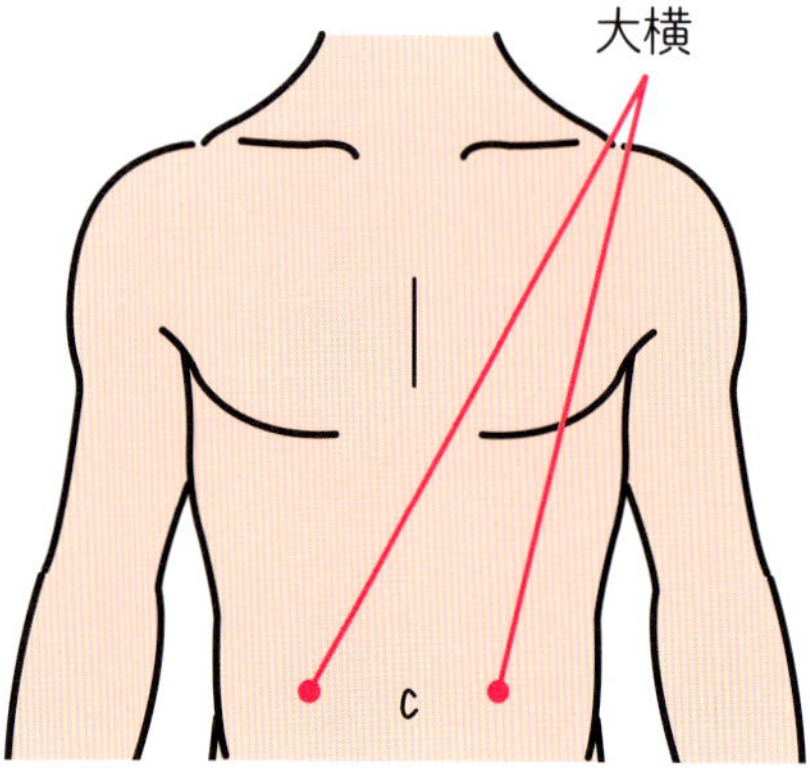

刺激法…親指の腹で体の中に置くくらい押し込む。3秒押して1秒休むを3分間行なう。その後、つまようじを10本束ねて、やや強めに20回叩く。

効果がある症状…肥満改善、代謝促進、お腹の張りの解消、便秘・下痢の改善。

だるさ、倦怠感のある人は「大横＋足三里」

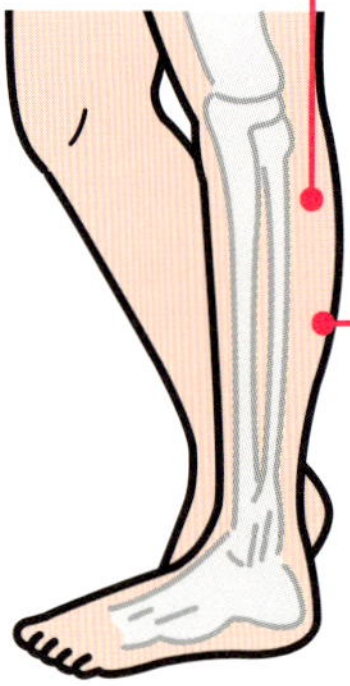

足三里《あしさんり》　ひざ下のすねの上にある骨のでっぱりから外側に向かって指3本のところにある。

刺激法…親指の腹でやや強く押し込む。

効果がある症状…肥満改善に効果がある。また、だるさ、胃腸の不調、免疫力低下、胃下垂の改善、ストレス緩和。

内臓脂肪が多い人は「大横＋豊隆」

豊隆《ほうりゅう》　外くるぶしとひざの皿の外側にある。くるぶしの中間あたり。

刺激法…つまようじを10本束ねて、尖ったほうでやや強めに20回叩く。

効果がある症状…肥満改善、食欲抑制、体の重さやむくみ、ベトベト便の改善。

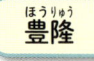

食欲を抑えるツボ

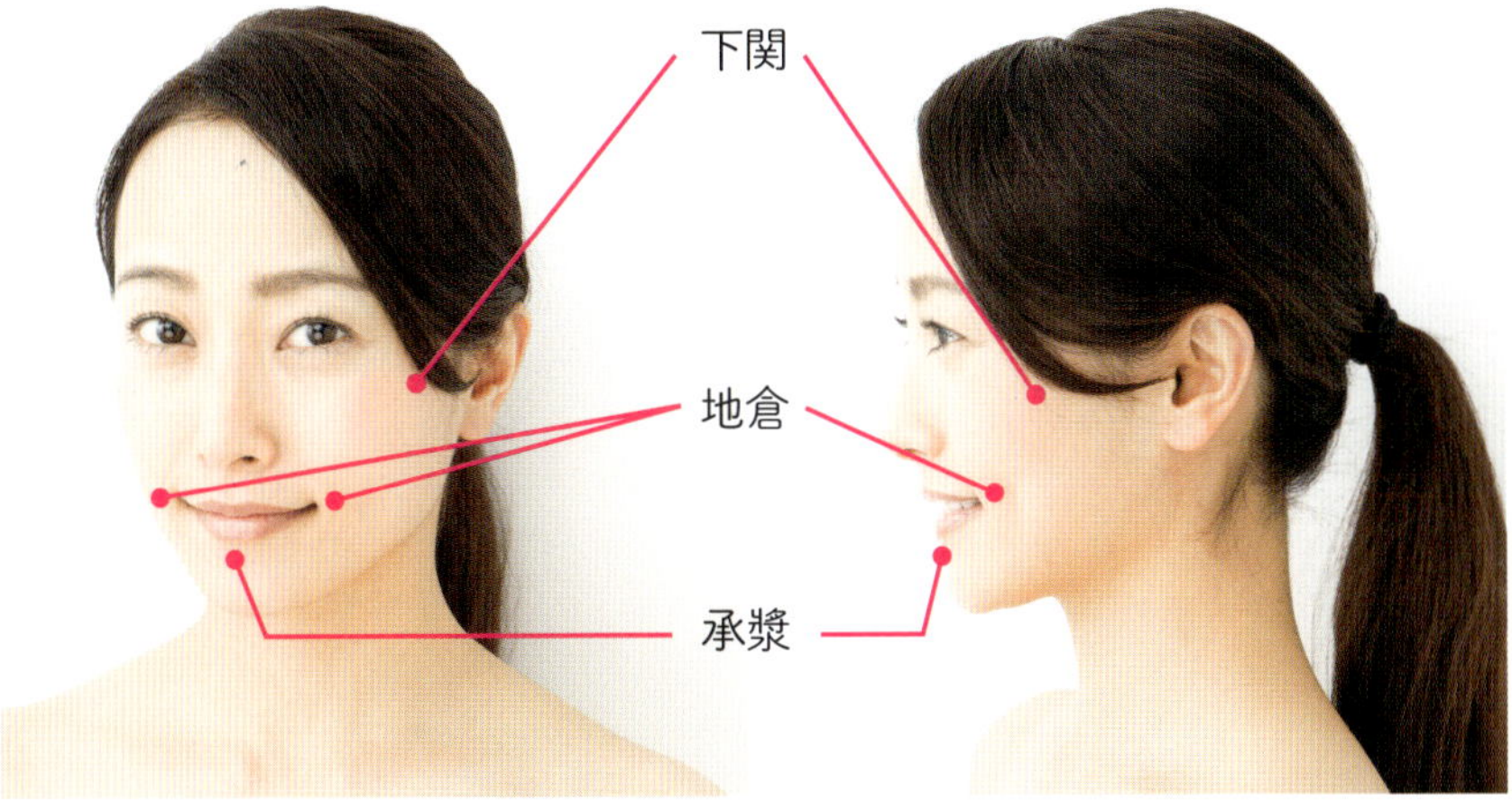

下関《げかん》
頬骨の下のフチにある。押すと凹むところ。

刺激法…人差し指、中指、薬指を揃え、10円玉くらいの円を描くように軽く刺激する。5秒に1回、中指の先で「下関」を3分間、垂直に押し込む。

地倉《ちそう》
口角（唇の横）から外側へ指半分のところ。

刺激法…口を軽く閉じ、中指の先で小さな円を描くように刺激する。5秒に1回ほど押し込みながら3分間行なう。

承漿《しょうしょう》
顔の正中線上の唇の下側とあごの中間あたりにある。押すと凹むところ。

刺激法…中指の先で垂直に押し込む。

40 家事による消費エネルギーはバカにできない

エクササイズしながら、家族にも喜ばれる！

意識的に行なう運動と、日常生活で体を動かして消費するカロリーを併せて、1日150㎉を消費目標にするといいと前述しました。これに家事などによる消費エネルギーを加えれば、150㎉を達成するのは、さらにたやすくなります！

左ページの表は、家事などで使うエネルギーを示しています。いかがでしょうか？　**案外、身近な家事の消費カロリーが、イメージする運動量のわりに、大きいことに気づくと思います。**

皿洗いや風呂掃除、庭の草むしりなどをするだけで、かなりのカロリーを消費します（体重によ る。以下同）。**男性も休日には積極的に家事をすれば、家族に喜ばれること、受け合いです！**

また、料理や食材の準備を30分ほどすると約50㎉もの消費が期待できます。料理は立ち仕事なので、思いのほか体を動かすのです。調理の手順を考えたり、その日の食材の状態に合わせて火加減を調整したりするなど、頭の訓練にももってこいです。

上手にできると達成感もありますので、ぜひ休日の趣味に加えたいものです。

日常生活で消費するカロリー量

行動		所要時間	体重ごとの消費カロリー		
			55kg	65kg	75kg
通勤時間中	歩く（往復の1駅間を大股歩きで）	10分	29kcal	34kcal	39kcal
	自転車に乗る（16.1km/h以下）	15分	43kcal	51kcal	59kcal
家事の時間中	アイロンがけ	15分	19kcal	22kcal	26kcal
	掃除機をかける	10分	24kcal	28kcal	33kcal
	よつんばいでの浴室掃除や床磨き	10分	27kcal	32kcal	37kcal
	料理や食材の準備	30分	43kcal	51kcal	59kcal
	皿洗い	15分	22kcal	26kcal	30kcal
趣味の時間中	草むしり	15分	19kcal	22kcal	26kcal
	犬のシャンプー	10分	24kcal	28kcal	33kcal
	犬の散歩	10分	27kcal	32kcal	37kcal
	日曜大工	30分	43kcal	51kcal	59kcal
	軽いストレッチ	15分	22kcal	26kcal	30kcal

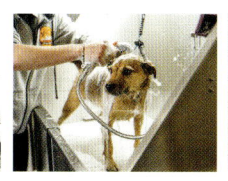

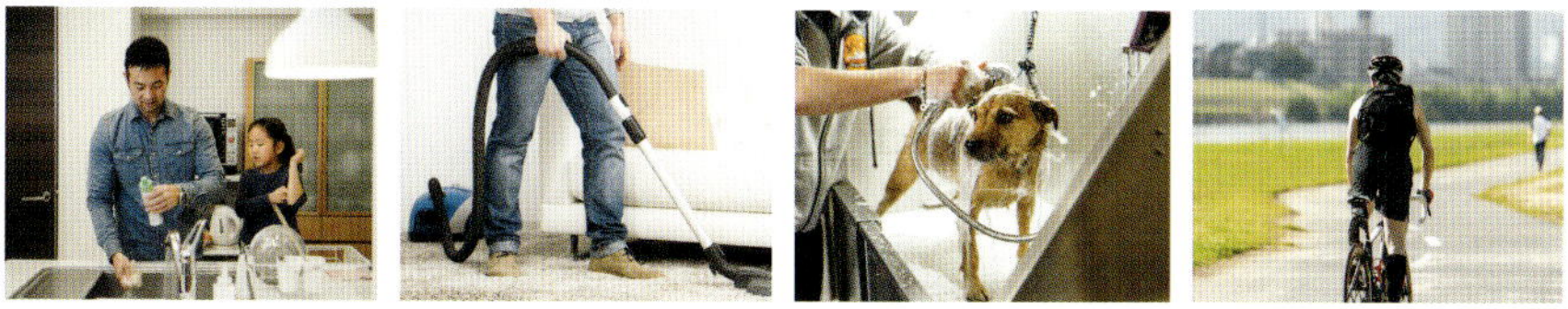

ちょっとした作業が、思いのほかカロリーを消費する。

41
趣味でストレスを発散すれば、コレステロールもあらスッキリ！

映画やテレビで笑ったり泣いたりするのもおすすめ！

ストレスは、生活習慣病の悪化原因。特にコレステロール値にはダイレクトに関与することがわかっています。ストレスがコレステロールを増やすメカニズムには、2つの理由が考えられます。

ひとつは、ストレスから生じる連鎖によるもの。視床下部でストレスを感じると、交感神経が刺激されます。すると副腎髄質でカテコールアミンという物質が分泌され、血管が収縮します。その結果、活性酸素が発生し、酸化LDLが増加します。

もうひとつは、ストレス中枢の視床下部から下垂体を刺激するホルモンが分泌。それにより下垂体から副腎皮質を刺激するホルモンが分泌され、副腎皮質からコルチゾールが分泌されるという、やや複雑な事情によります。コルチゾールは血中の遊離脂肪酸を増やし、肝臓でコレステロールと脂肪に変わります。コルチゾールの過剰分泌は、食べ過ぎや飲み過ぎにもつながります。

ストレス解消には、趣味を持つのが一番です。それが野外での活動なら申し分なし。映画やテレビドラマを観て、笑ったり泣いたりするのもおすすめです。自律神経が正常化し、ホルモンバランスが改善します。

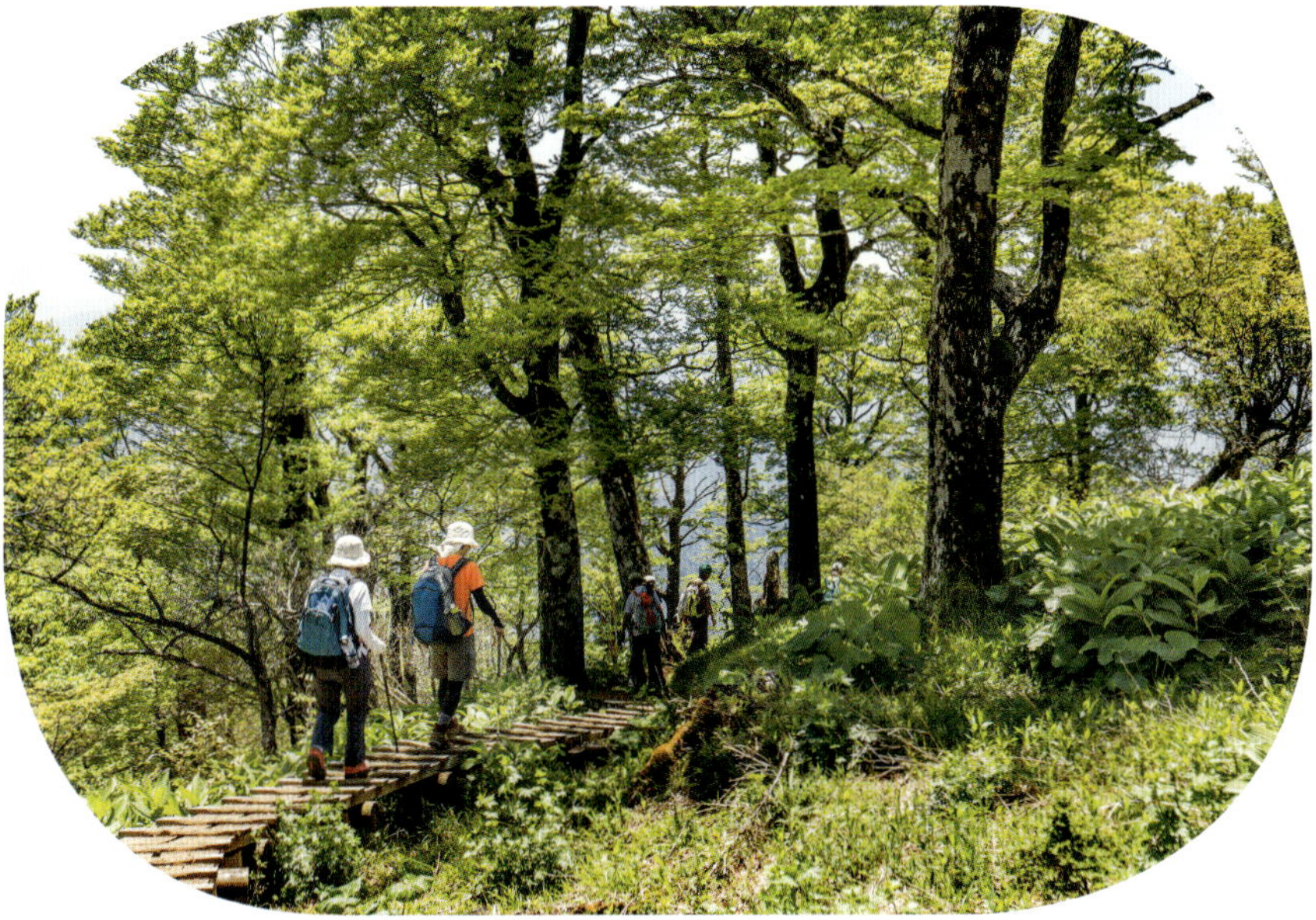

これから始める趣味として、ハイキング・サイクリング・釣りなど体を動かすものを、ぜひ！　新鮮な空気やマイナスイオンでストレス解消！

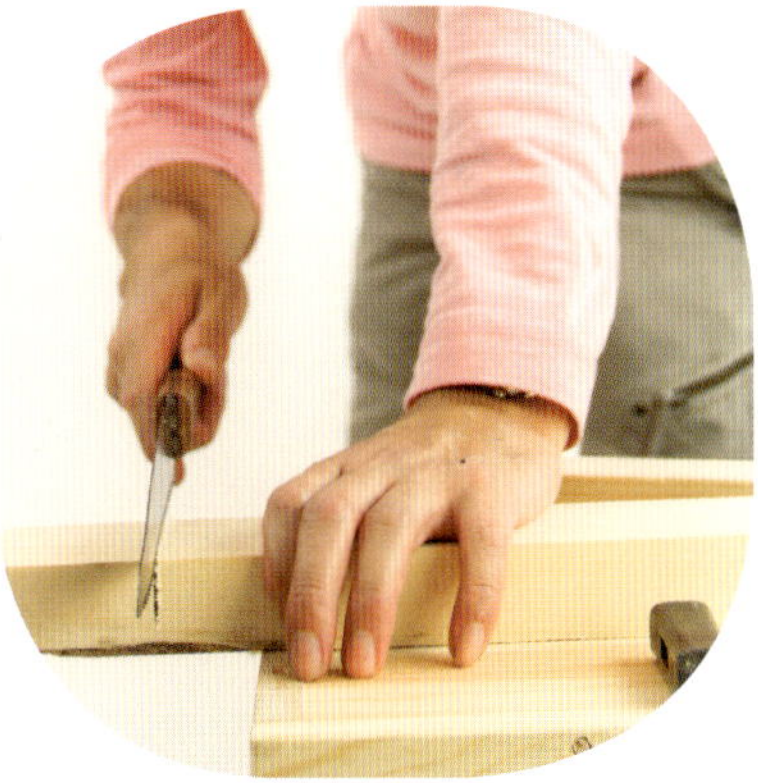

DIY に取り組めば、趣味と実益を兼ねられる。

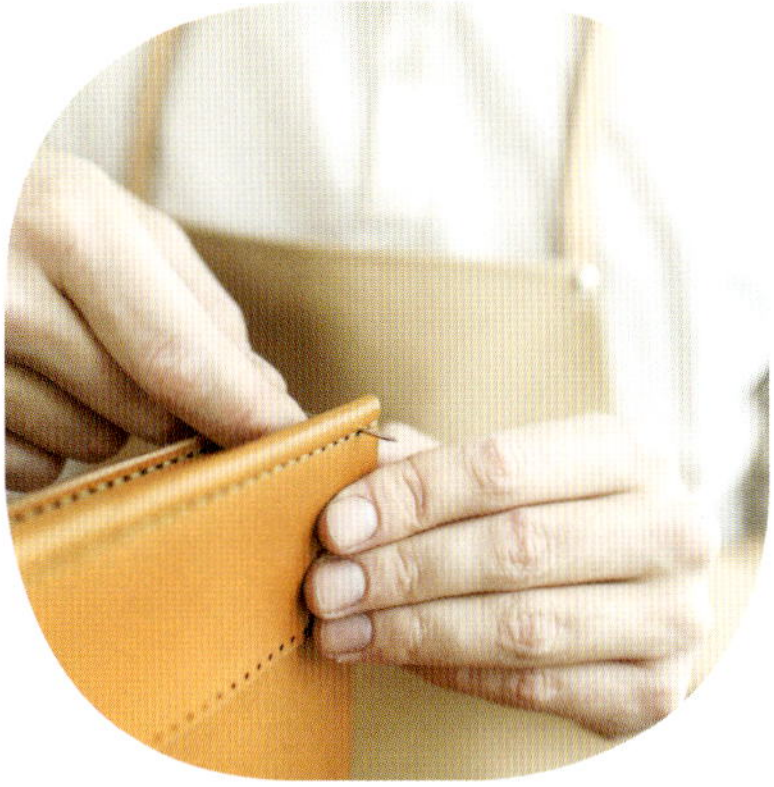

手芸などの手先を使う趣味なら、集中力がアップ。脳の働きが活性化する。

42 深く眠って体内リズムを正常に

乱れた睡眠サイクルがコレステロール値を上げる!?

人間の体にはリズムがあり、そのリズムは、太陽の動きと深い関係があります。太陽光を受けるとメラトニンという睡眠ホルモンの分泌が抑制され、て体が目覚め、活動的になります。暗くなると（起床後13～14時間後）メラトニンが分泌されて、眠気が訪れます。この周期は体内時計により調整され、概日リズム、あるいは体内リズムと呼びます。**体内リズムに従った生活をしているとホルモンバランスが保たれ、体調もよくなります。**逆に昼夜逆転の生活をすると、自律神経が乱れ、コレステロール値も上がってしまうのです。

健康のためには、1日7～8時間の睡眠がベスト。しかし、忙しい生活を送っていると、常に十分な睡眠時間を確保するのは容易ではありません。**せめて睡眠の質を上げるように工夫をしましょう。**

ベッドに入る1～2時間ほど前にぬるめのお風呂に入ると、入眠がスムーズになります。お風呂から上がると体温が徐々に下がり始めますが、下がりきらないうちに布団に入ると、再び体温を上げようとしてよく眠れるのです。軽いストレッチや、アロマや音楽も効果的です。いろいろと試して、自分に合った方法を探してみましょう。

さわやかな目覚めを！

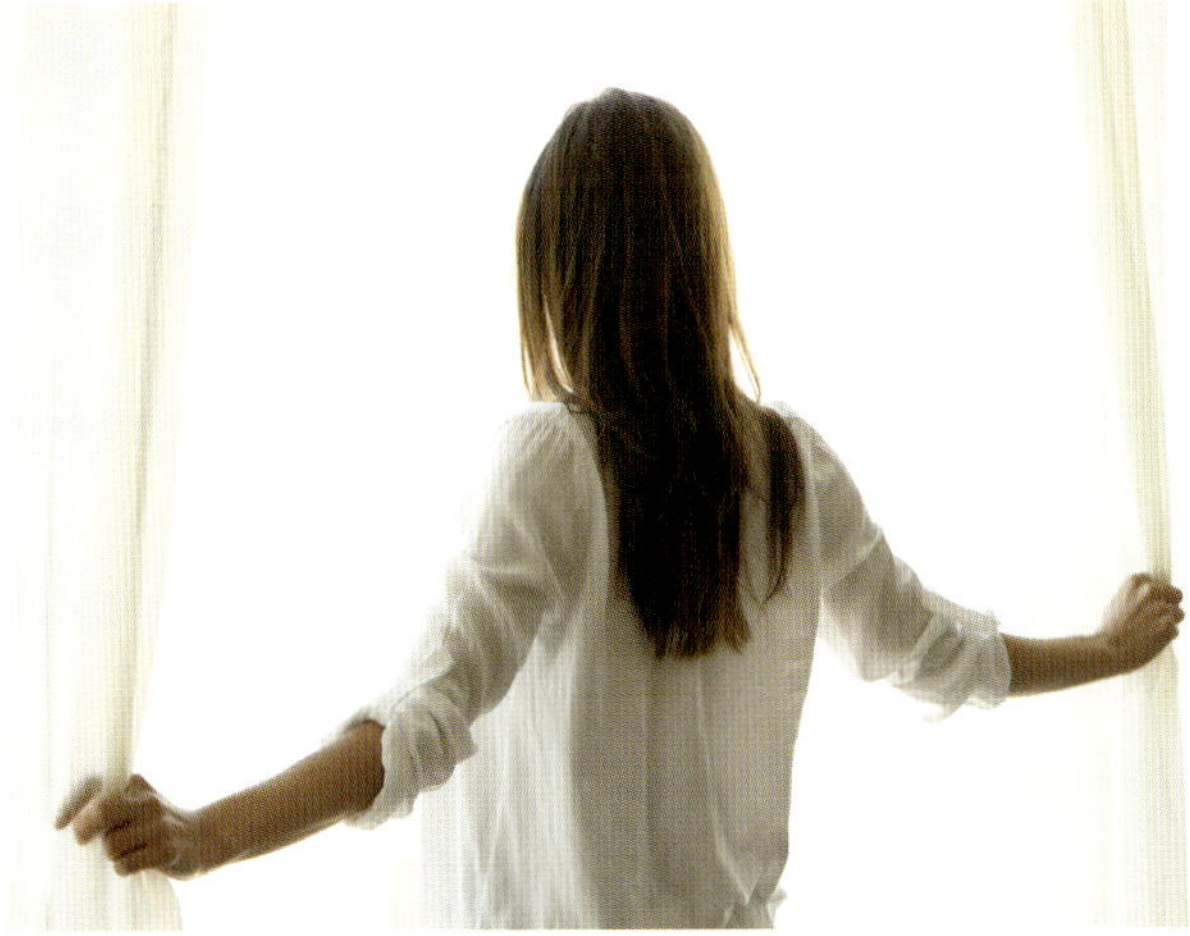

目覚まし時計をかけなくても、体内時計のリズムに従って、日の出とともに起床できるのが理想。ぐっすりと眠っているうちに脳は、日中に起こった出来事の情報を処理。ストレスをためにくくなる。

安眠のためにできること

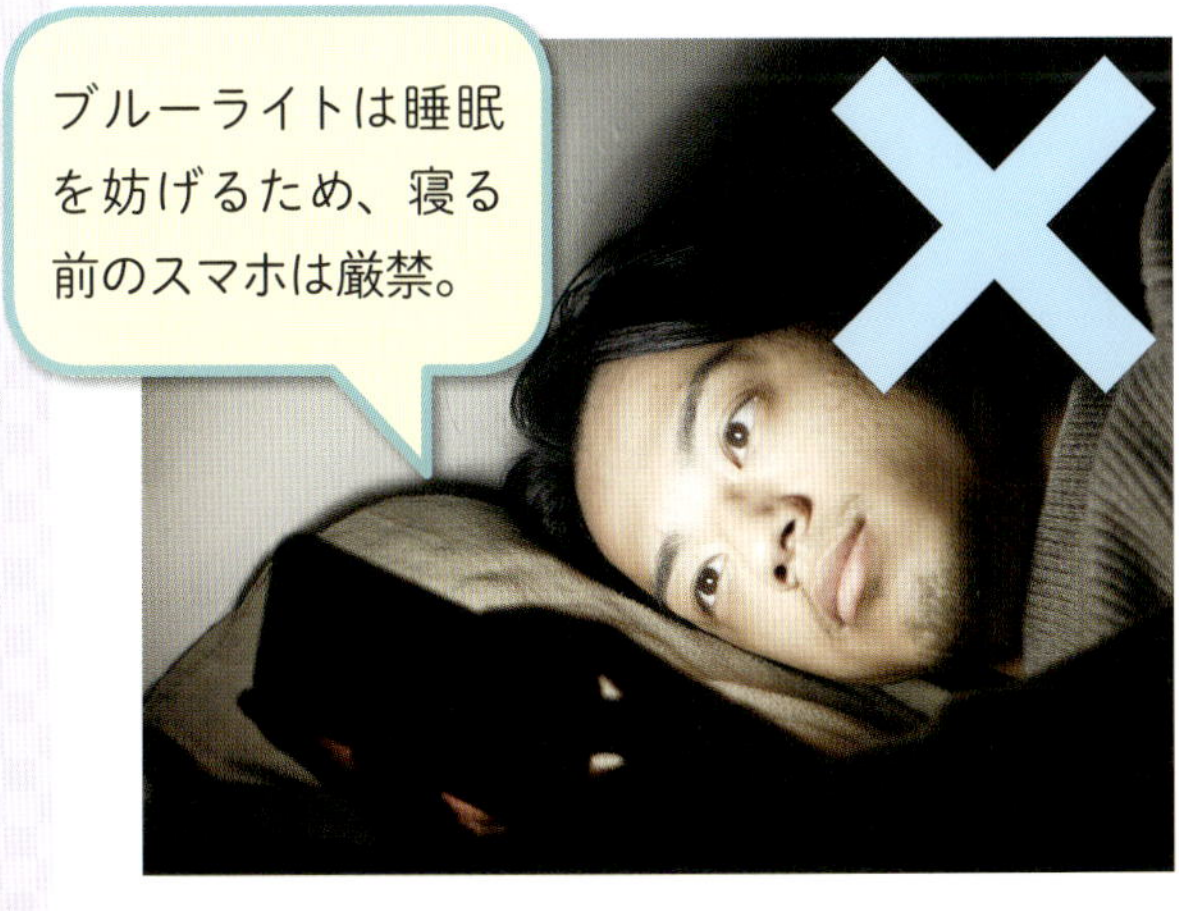
ブルーライトは睡眠を妨げるため、寝る前のスマホは厳禁。

- 1～2時間前にぬるめの風呂に入る
- アロマオイルを焚く
- 軽いストレッチをする
- モーツァルト、バッハのような音楽を流す
- 明かりは、消灯2時間前から暗めにする
- 寝酒はかえって目がさえるのでやめる

43

若さのためにも、ちょこちょこ水分補給を！

のどが渇いてからでは、時すでに遅し！

人間の体の水分率は、子どもで65〜70％、成人では60％になります。血液の約50％も水分。**体内の水分を適正に保つことが健康につながります。**

水分が不足すると、血液が濃い状態になります。コレステロールや中性脂肪値が高い人は、血栓ができやすくなり、心筋梗塞や脳梗塞の発作の心配が高まります。のどが渇いたときには、すでに水分がかなり不足している状態です。**のどが渇く前に水分を補給しましょう。**

一日の生活の中で、汗、尿、呼吸などにより失われる水分は約2・5ℓにもなります。したがって、同量の水分を補給する必要があります。一般的な食事で取り込める水分は、1ℓほど。そのほかに、たんぱく質や炭水化物の代謝によって、0・3ℓほどの水分が体内でつくられます。残りの1・2ℓを、飲み物からとることになります。

睡眠中は思いのほか汗をかくため、就寝前と起床時にコップ1杯の水を飲みましょう。入浴前、食事前にも意識的に水分補給をしておくと安心です。また、運動をしたり、お酒を飲んだりしたときは、さらに水分が必要。猛暑日は熱中症対策も含めて、ミネラル（塩分）と水分の補給を。

年代別の体内水分率

体の水分は、主に体温の調節・栄養素の溶解・老廃物の排泄などの役割を担っている。食べ物がなくても、水さえあれば数日間は生き延びられるが、まったく水が飲めないと、わずか数日で命を落とすことからも水分の重要性がわかる。

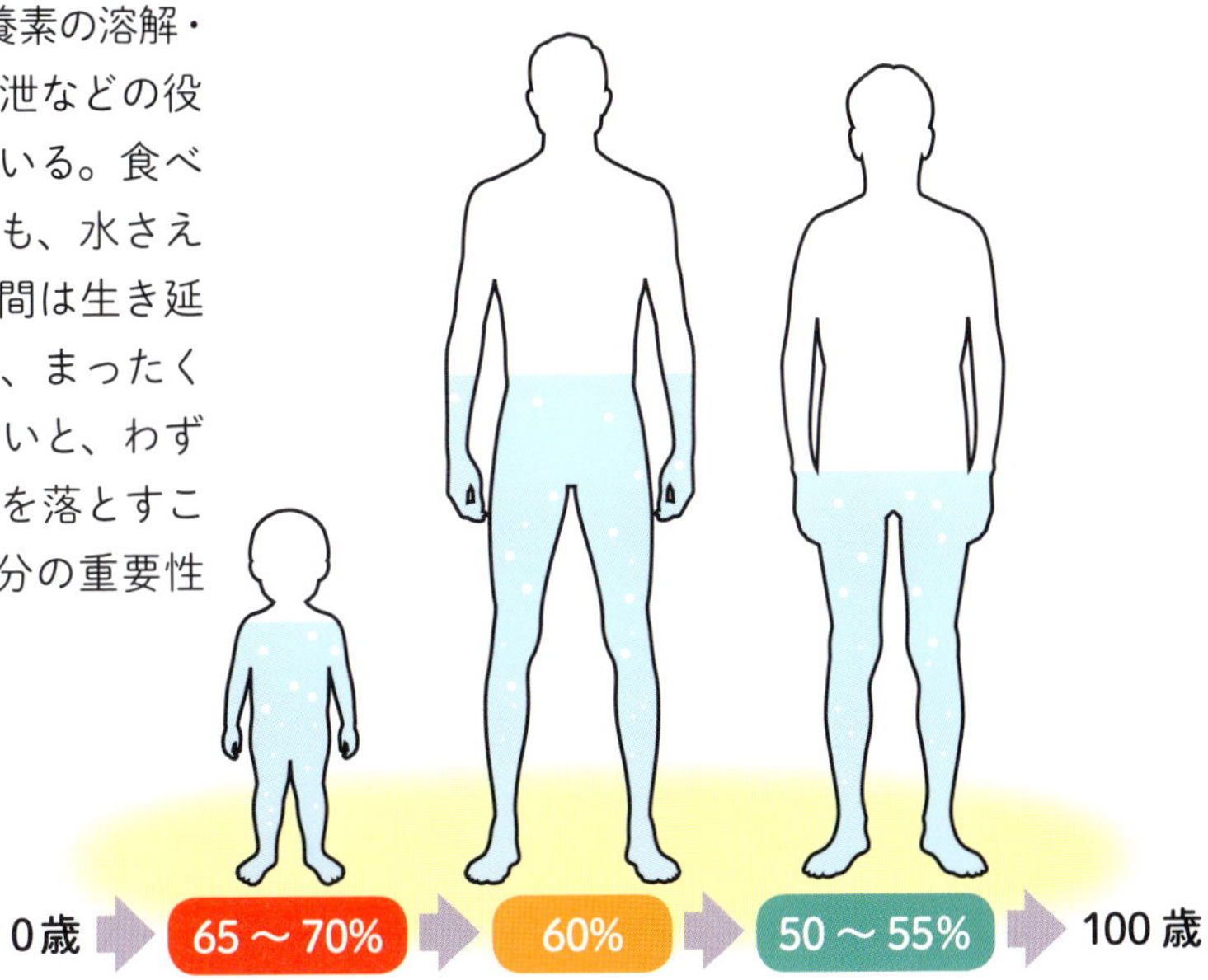

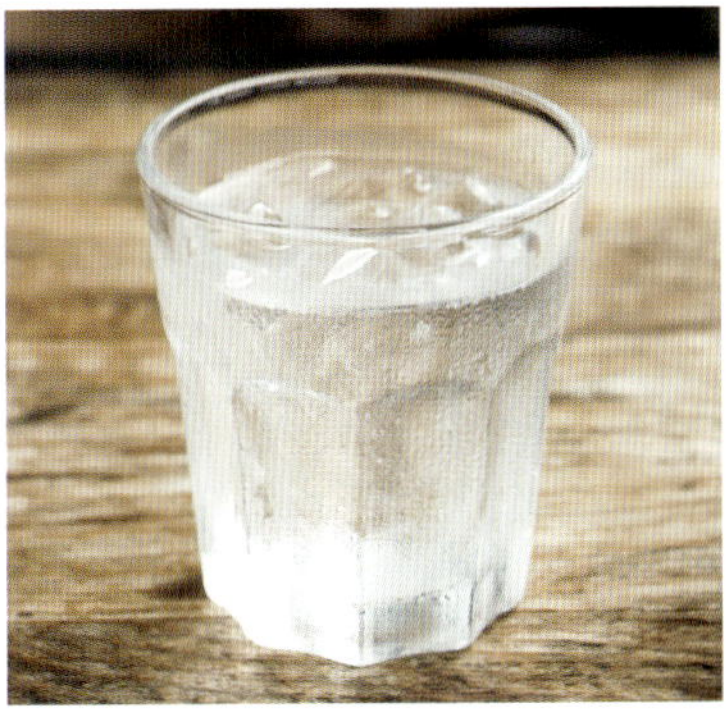

発汗のほかにも、日常生活を送る過程で排泄、呼吸などにより水分は失われている。水の質にも気を配りつつ水分補給をしよう。

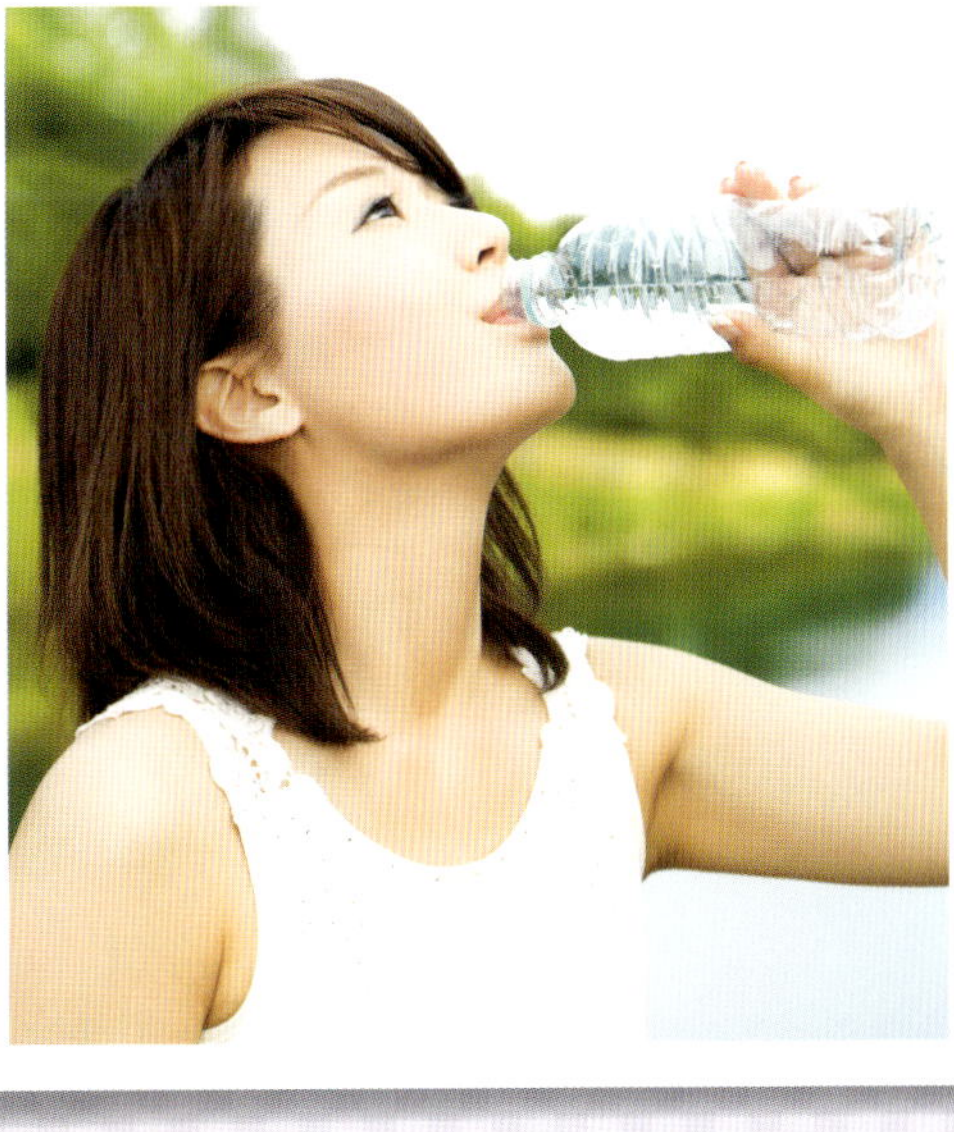

44 生活習慣病の予防の一歩は禁煙から！

受動喫煙の、加害者にも被害者にもならないように！

脂質異常、高血圧、高血糖を三大生活習慣病と呼びます。生活習慣病は、痛みなどの自覚症状がないため放置されがち。気づかないうちに動脈硬化を進行させ、その結果、脳梗塞、心筋梗塞などの血管病を発症します。

生活習慣病を助長するのが喫煙。 たばこに含まれる有害物質が、活性酸素を増やします。血管壁のコラーゲンを破壊し、血管壁に入り込んだ悪玉のLDLコレステロールが酸化されると、粥《じゅく》状のプラークに成長します。プラークは血管を狭め、破裂すると血栓となるのが、動脈硬化のメカニズムです。また動脈瘤《りゅう》もできやすくなり、くも膜下出血など脳出血の原因にも。さらに、肺や気管支の炎症をおこし、発がん性物質も含まれます。

近年、受動喫煙という言葉が一般的になりました。本人が吸わなくても家族や同僚が吸っているたばこの煙を吸い込んで、たばこを吸うのと同じリスクを受けてしまうのです。ある調査によると、火のついた部分から発生する副流煙のほうが、タール、ニコチン、アンモニア、一酸化炭素といった有害物質が多いのだとか。**家族が大切なら、たばこはすぐにやめましょう！**

禁煙外来の利用も視野に！

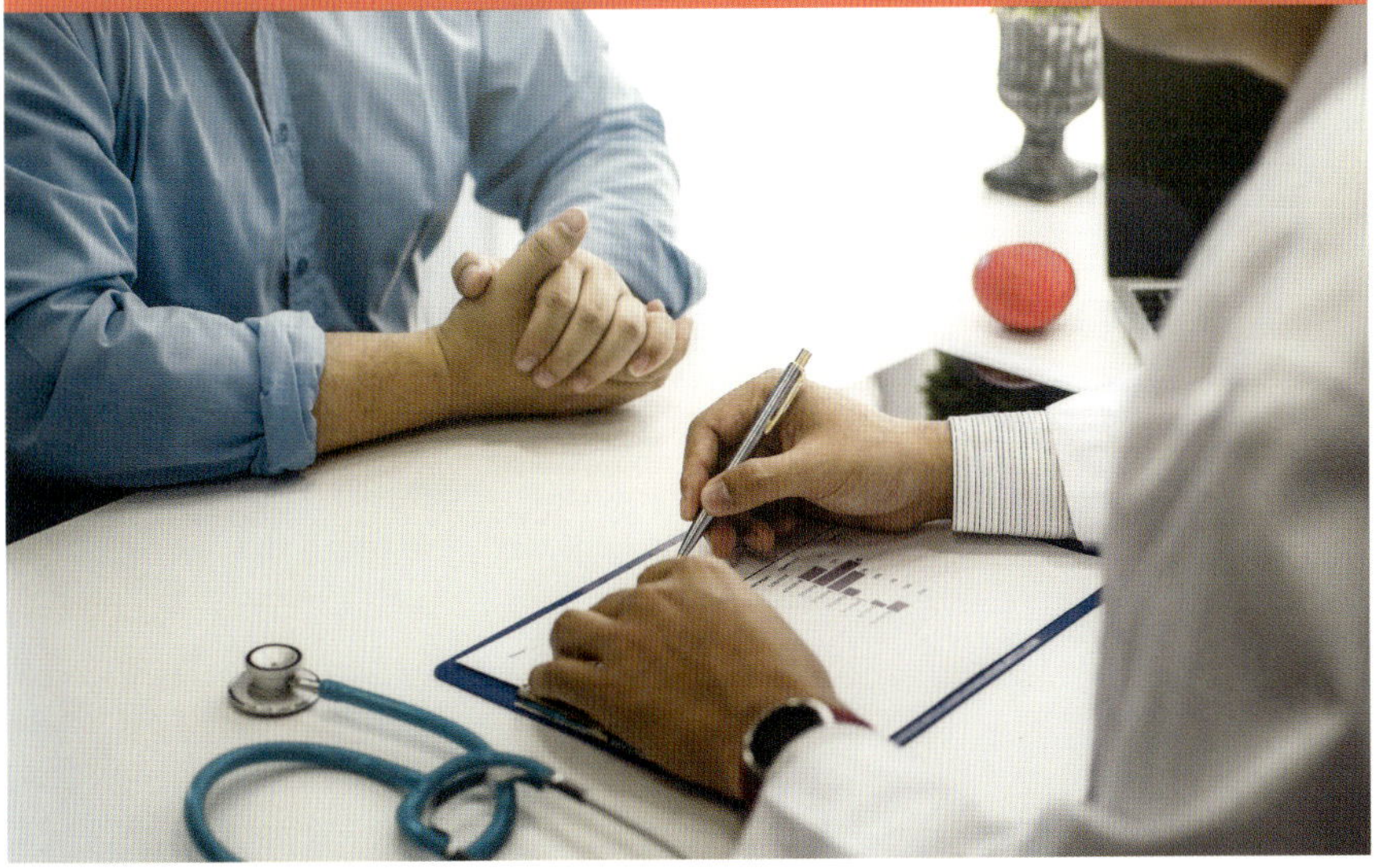

自分の力でたばこをやめられないなら、禁煙外来も利用してみよう。患者さんのタイプに合わせていろいろなプログラムが用意されている。

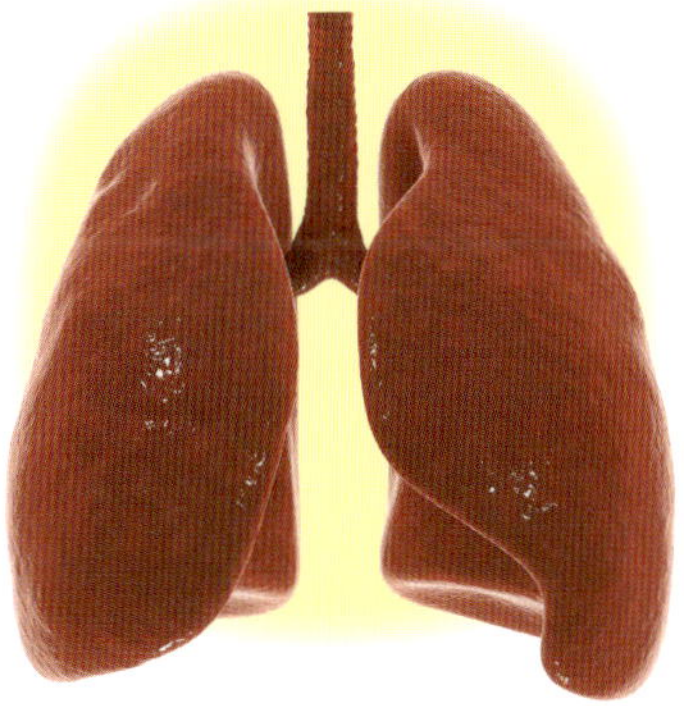

健康な人の肺

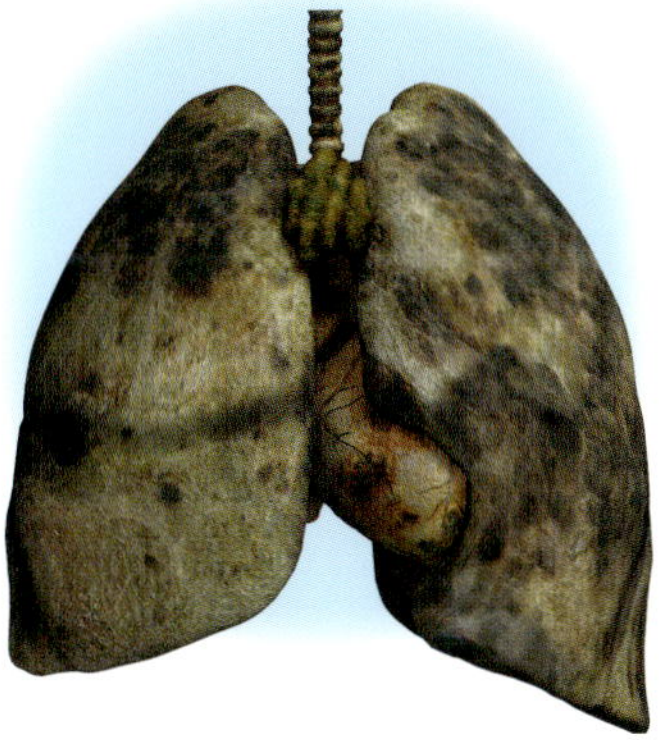

喫煙している人の肺

たばこの煙などが原因で肺が炎症を起こすCOPDは、呼吸がしにくくなる病気で、国際的に問題となっている。肺気腫は、肺の細胞が減っていく、完治不可能な怖い病気だ。たばこは今すぐやめよう。

45

不思議なことに測るだけで改善するズボラワザ

記録するだけで、なぜよくなるの？

食事のカロリーを下げる、塩分を減らす、ちょこちょこ動く、姿勢を正しくするなど、広い意味で生活習慣の改善を提案してきました。どれも過度に行なうと逆効果だったり、続かなかったりするものです。いつも心のどこかで食事や運動を意識しながら、無理なく続けるのが一番です。

健康意識が自然と高まる最高のグッズに、体重計があります。コレステロールや中性脂肪を減らしたいなら、毎日、体重計に乗ることをおすすめします。最近のスマート体重計にはBMI、体脂肪率、内臓脂肪レベル、皮下脂肪率、さらには基礎代謝、体年齢まで測ってくれるものもあります。目安として活用できます。

健康効果を存分に享受するには、測った値を記録することが大切。これは、食事と体重を毎日記録するだけで、太りにくく、やせやすい生活習慣が身につく「レコーディングダイエット」と同様の原理です。記録することによって意識が高まり、モチベーションも上がります。専用のノートをつくって書き込んでもよいでしょう。最近はスマートフォンのアプリを活用する人も増えています。健康診断と併せて記録していきましょう。

測るだけで、お腹が凹む！

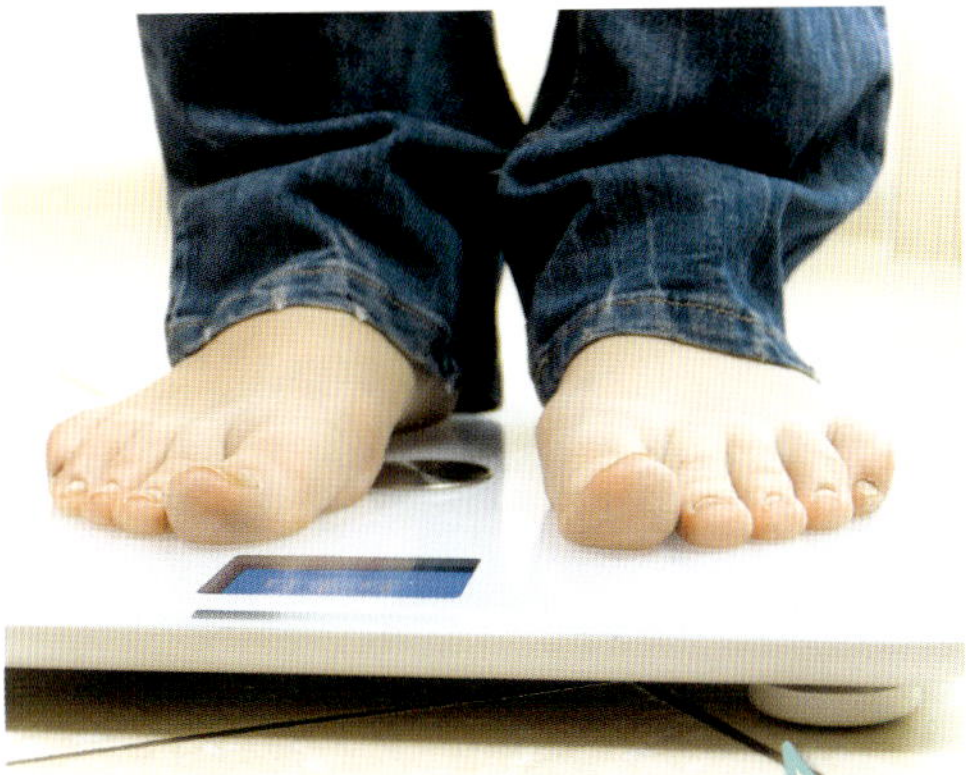

体重を測るだけで、2つの写真のように変化するといったら、驚くだろうか？　体重を毎日測り、記録し続けることで、食事内容や運動量などに意識が及び、自然と体型も整っていく。

第5章

意識が変わると、1～2年でこうなる

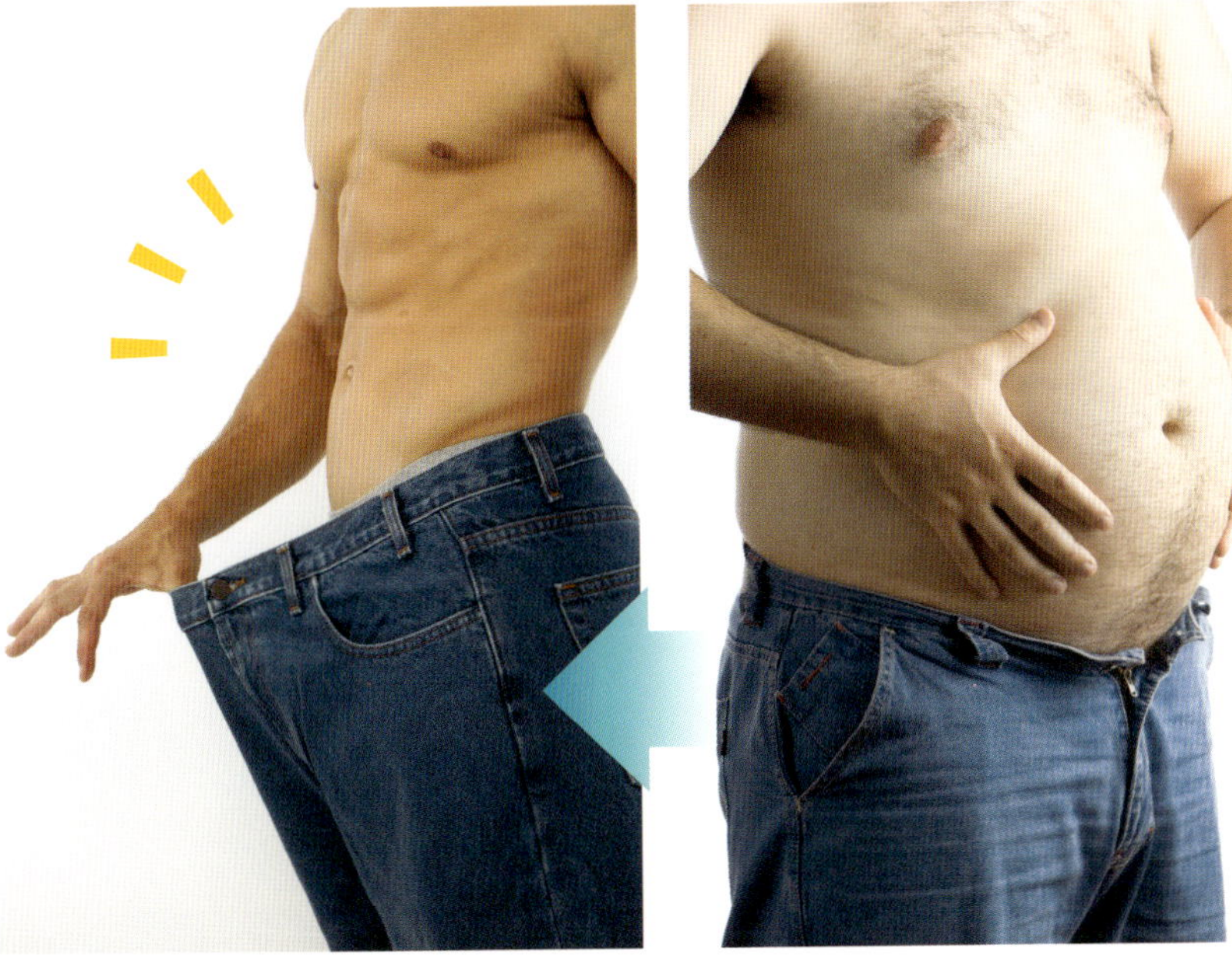

46 血圧計も、できる大人の必須アイテム

必ず2度目に測った値を記録する

以前は病院で測る血圧が基準でした。

しかし今では、朝トイレにいき、朝食を食べるまでの落ち着いた時間に測った、自宅で測る数値を基準にするよう推奨されています。**1度測っても、その値は捨て、必ず2度目に測った値を記録するのがポイント。**いくら自宅でも、1度目は緊張して高めに出るものだからです。

血圧計は、心臓に近い上腕にカフを巻いて測定するタイプがいいでしょう。腕を挿入したり、手首で測ったりするタイプだと、誤差が出やすいからです。

測るだけで、数値が改善！

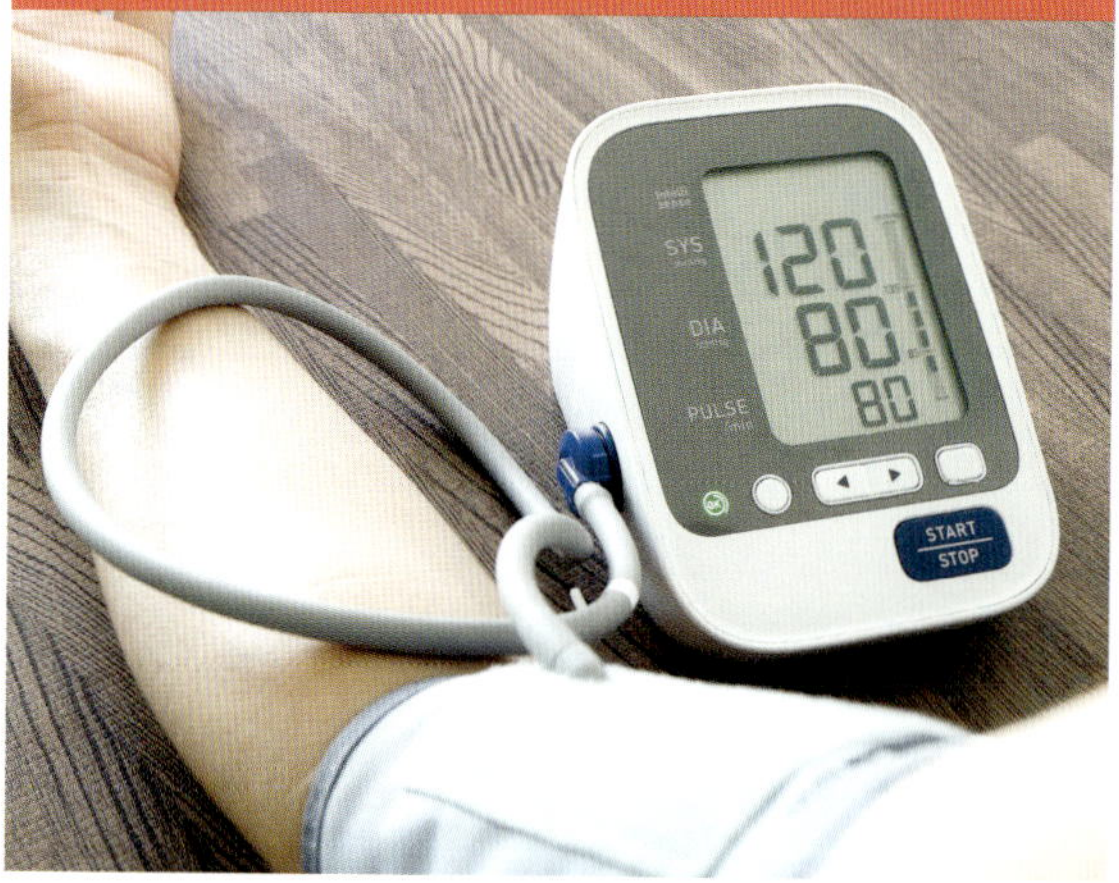

106ページで紹介した「測るだけダイエット」と同じ原理で、血圧も毎日記録し続ければ健康意識が高まり、数値が改善する可能性がある。

第6章

やっかいなのは、内臓につく「中性脂肪」だった

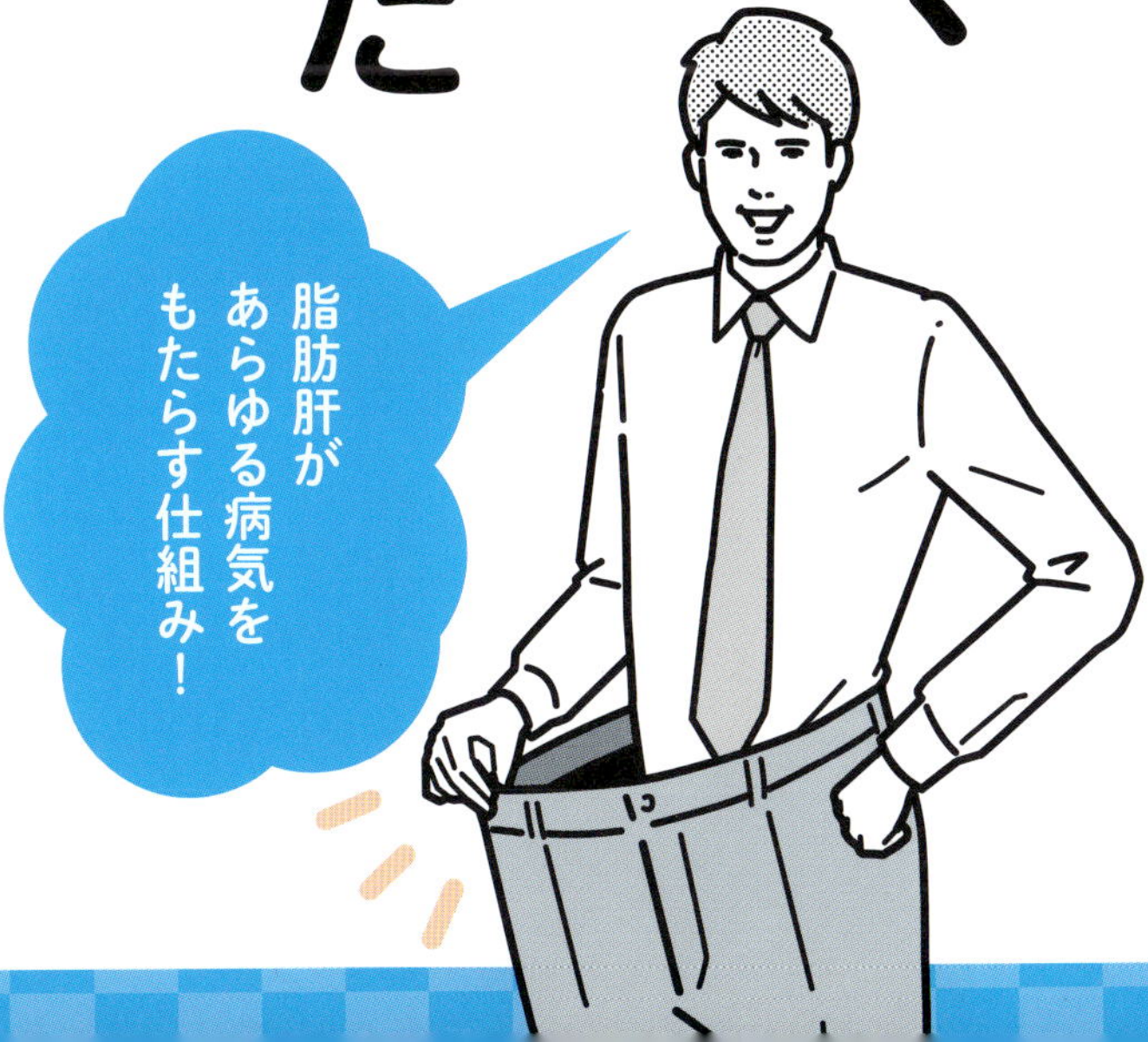

47

コレステロールは、体内のどこにある？

筋肉、肝臓、脳に各30％、血液中に10％存在！

肉眼では見えないコレステロールですが、いったい体のどこにあるのでしょうか？ **コレステロールは脂質のひとつで、細胞膜をつくる材料でもあります。**コレステロールがなければ、人間の体にある60兆個もの細胞を維持できません。**脳、筋肉、肝臓に各30％。残り10％が血液中とほかの臓器の中にあります。**生体機能を調整する副腎皮質ホルモン、性ホルモン、脂肪や脂溶性ビタミンの消化・吸収に不可欠な胆汁酸もこの10％に含まれます。総量は約100～120gで、食事や運動をしてもすぐに増減しません。

コレステロールは脂質なので、水に溶けません。そのため、**アポたんぱくという特殊なたんぱく質と結合し、リポたんぱく粒子となって血液中に流れます。**結合したリポたんぱくの種類によって、LDLやHDLに分かれるのです。

健康診断の血液検査で計測しているのが、LDLコレステロール、HDLコレステロールで、両方を併せた値を総コレステロール値と呼びます。単位は1dℓに含まれる重さで、㎎／dℓと表記。**体内のコレステロールの多くは体内で合成されており、実は食品から吸収されるのはわずか20～30％です。**

コレステロールのありか

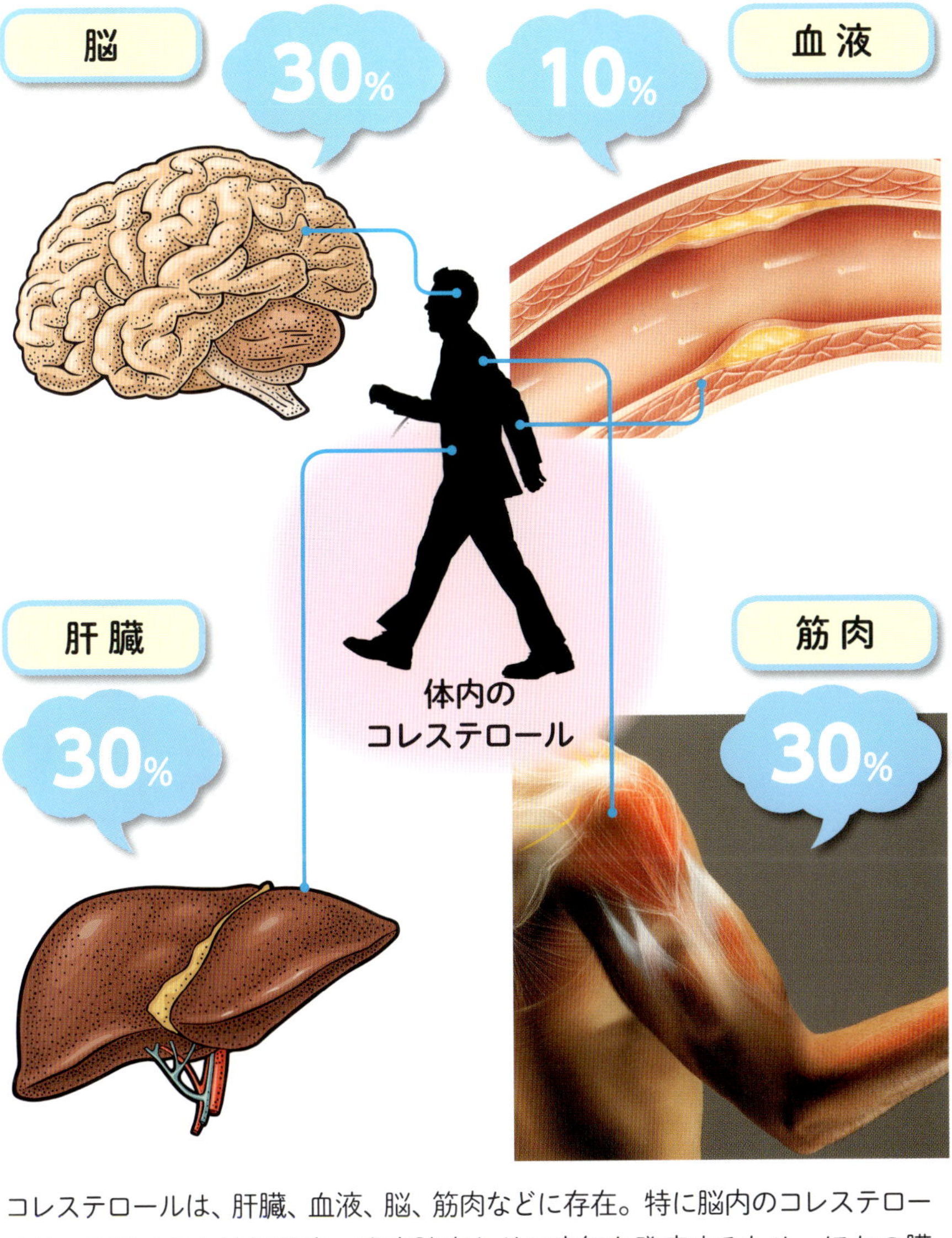

コレステロールは、肝臓、血液、脳、筋肉などに存在。特に脳内のコレステロールは、不足すると神経障害、発育障害などの病気を発症するため、ほかの臓器とは切り離した独自のシステムでコントロールされている。

48

問題なのはベタベタのラードのような中性脂肪のほう

要はバランスの問題。増え過ぎるのが問題なだけ！

コレステロールを悪者扱いしないでください。コレステロールにはいい面もあるのです。

細胞膜をつくる、生体機能を調整する、免疫力を高めるなど、コレステロールにはさまざまな役割があります。

つまり、コレステロールは人間の体に必要な物質なのです。問題なのは悪い生活習慣のせいで、体内に増え過ぎることなのです！

コレステロール値が高い状態が続くと、確かに動脈硬化が悪化してしまいます。しかしそれは、高血圧、高血糖、メタボリックシンドロームの症状を併せもつ人にとっての危険因子であって、単にコレステロール値が高いだけでは、さして問題にはなりません。多過ぎても少な過ぎてもダメで、過不足ない状態が一番。コレステロール管理の基本は、必要な量のコレステロールをつくり出して利用する、代謝、循環のバランスなのです。

そして、むしろ**問題視するべきなのは中性脂肪**のほうです。これこそ、脂身、ラードのような余剰エネルギーのかたまりだからです。必要以上に蓄えられた中性脂肪は、脂肪肝や肥満の原因となってしまいます。

コレステロールの役割

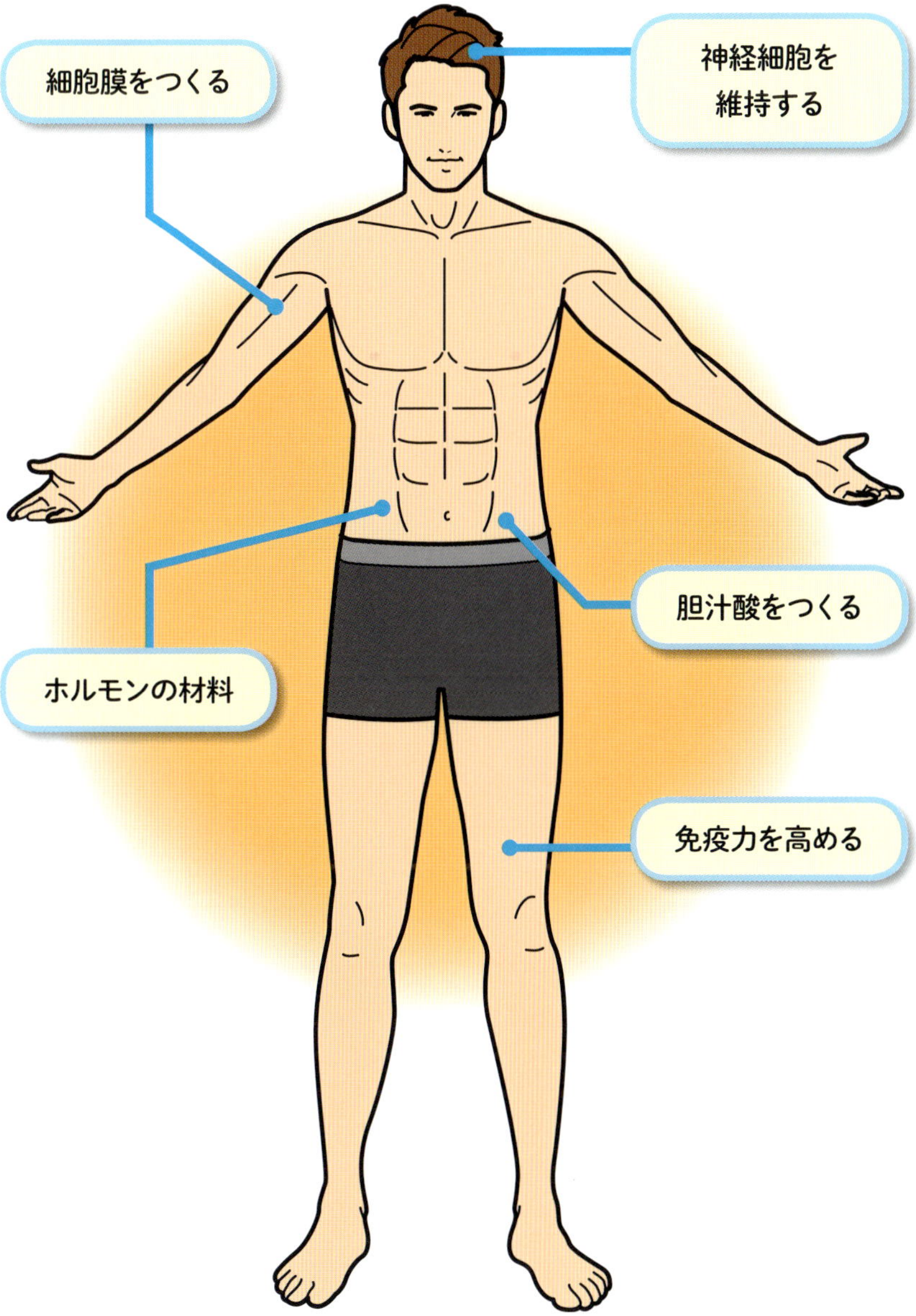
細胞膜をつくる
神経細胞を維持する
胆汁酸をつくる
ホルモンの材料
免疫力を高める

49 「脂質異常症」は動脈硬化や老化を招くから怖い

人間は血管とともに老いる

「脂質異常症」と診断されたことはないですか？ 診断されたからといって急にお腹が痛くなるわけではありません。しかし脂質異常症はさまざまな弊害を生みかねないので、注意が必要です。

その危険性を理解するためには、動脈硬化について学ぶ必要があります。動脈の血管壁は、外膜、中膜、内膜の3層構造になっています。外膜は保護層、中膜は平滑筋細胞、内膜は内弾性板と内皮細胞で成り立っています。このうち血管の健康に最も関わるのは、内膜の内皮細胞です。

若々しく健康的な血管は、内皮細胞がきれいに保たれ、血液の流れがスムーズです。ところが年をとると血管が弾力性を失って老化し、内側の壁に菌や脂肪が入り込み、コブのようなものが発生します。このような状態を動脈硬化と呼びます。

動脈硬化を起こした血管は、血液を先々へ送る力がダウン。すると、**血液はよどんでドロドロに。血栓ができやすくなり、老化やさまざまな障害を助長します。**これが「人間は血管とともに老いる」といわれるゆえん。脂質異常症は高じると、老化を早め、動脈硬化を招きます。命に関わる病気に発展しかねないから、要注意です。

血管の構造

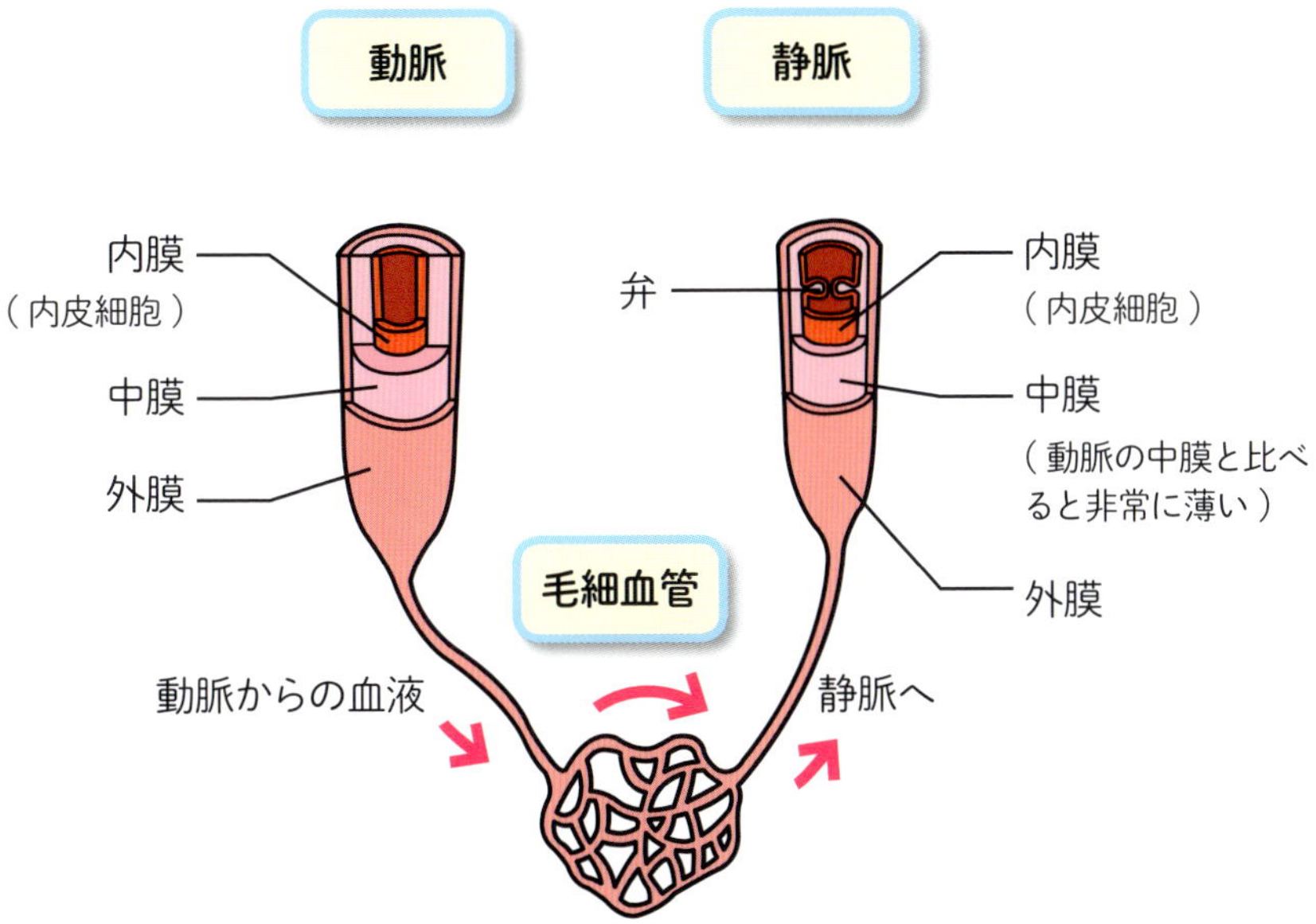

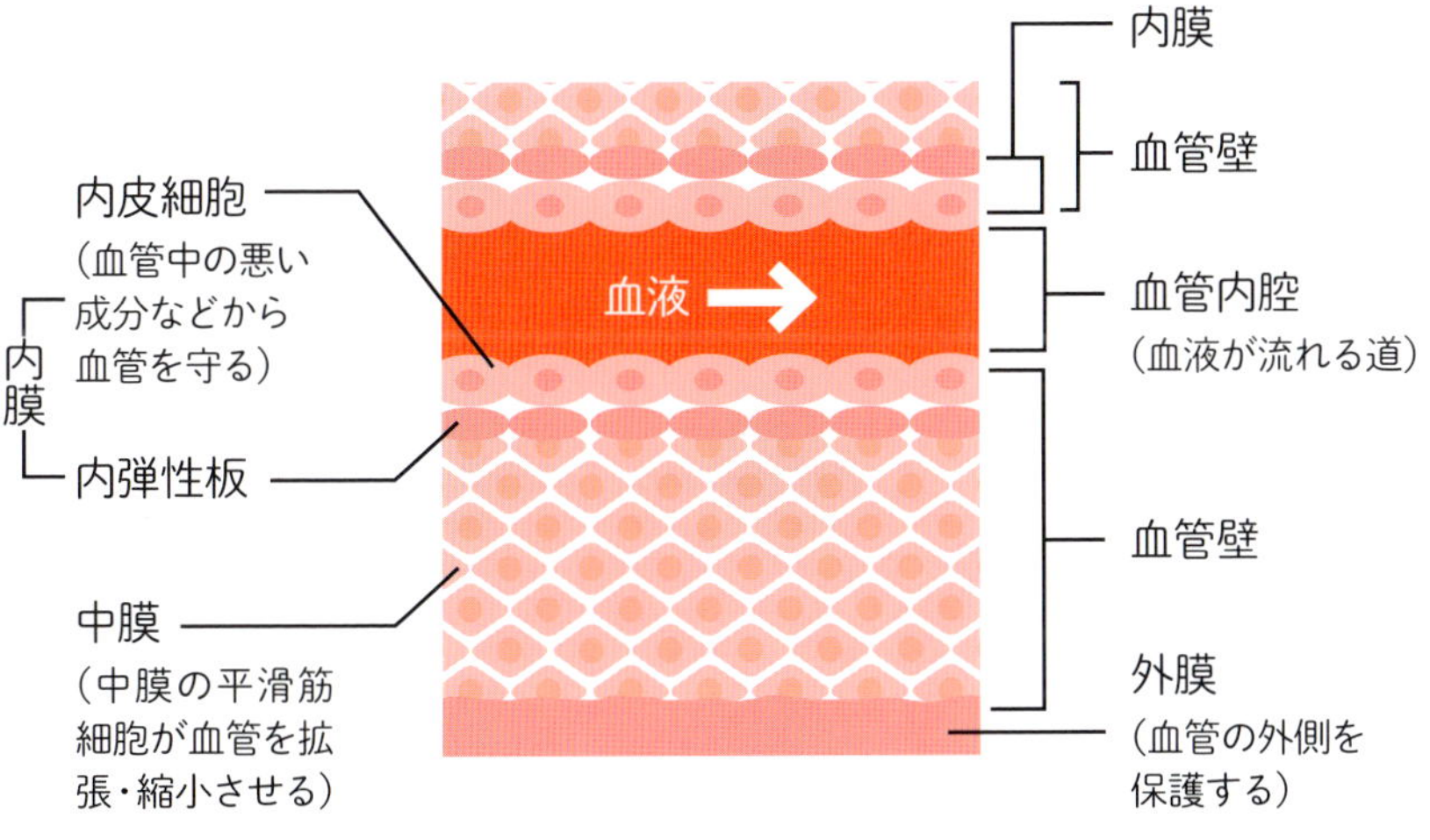

血液が心臓から送り出されて、全身をひと回りして、また心臓に戻ってくるまでの時間は、わずか40秒～2分。血管が健康ではないと、達成できない数字だ。血管をもっといたわろう！

50 常に圧力を受けている、切ない血管に愛の手を！

ＨＤＬは、悪玉コレステロールを回収する優秀な掃除屋！

血管壁は24時間、強い圧力を受けています。心拍は1分間に60〜70回。1時間で4000回以上、1日で約10万回。それを50年、60年と繰り返すハードな仕事をしているのに、**高血圧や高血糖になれば、血液がネバつき、血管壁の内皮が傷ついてしまいます。**

異常事態を察知した体は、免疫機能を担う白血球を傷口に送ります。その白血球がマクロファージに変わり、酸化された脂を食べて処理。マクロファージは泡沫《ほうまつ》細胞《さいぼう》と呼ばれる泡状の細胞に変わり、血管の内膜にコブをつくるのが、動脈硬化が起こる概要。動脈硬化が起こる過程で**血管壁の傷から入り込む脂が悪玉ＬＤＬコレステロールです。さらに炎症を広げかねません（左図参照）。**

一方の善玉ＨＤＬコレステロールは、血管壁に入り込んだ悪玉コレステロールを回収して肝臓に戻す掃除屋。ＨＤＬコレステロール値が高ければ、血管壁がきれいに保たれている証《あかし》なのです。健康であれば傷ついた内皮細胞は、新しくつくられた内皮細胞に置き換えられて修復されます。だから脂質異常、高血圧、高血糖をただちに改善する必要があるのです。

動脈硬化が起こる仕組み

1

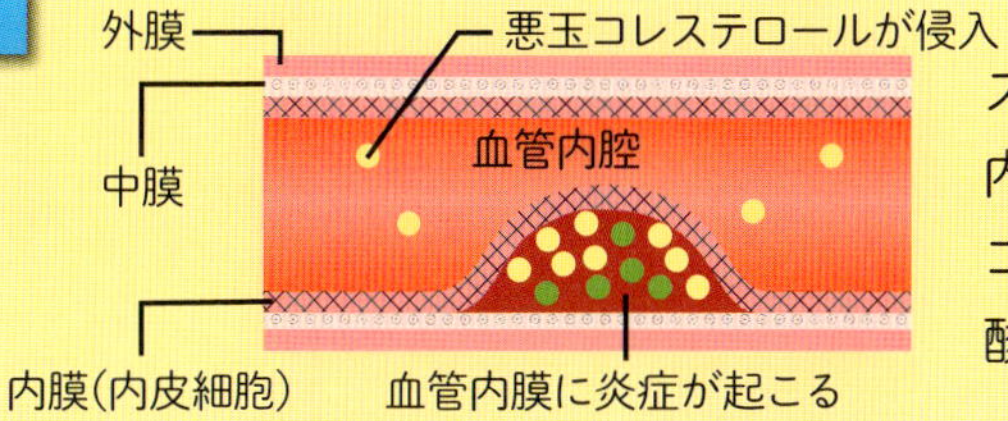

内膜(内皮細胞)

ストレスや刺激により血管の内膜が傷つき、そこに悪玉コレステロールが侵入して酸化する。

2

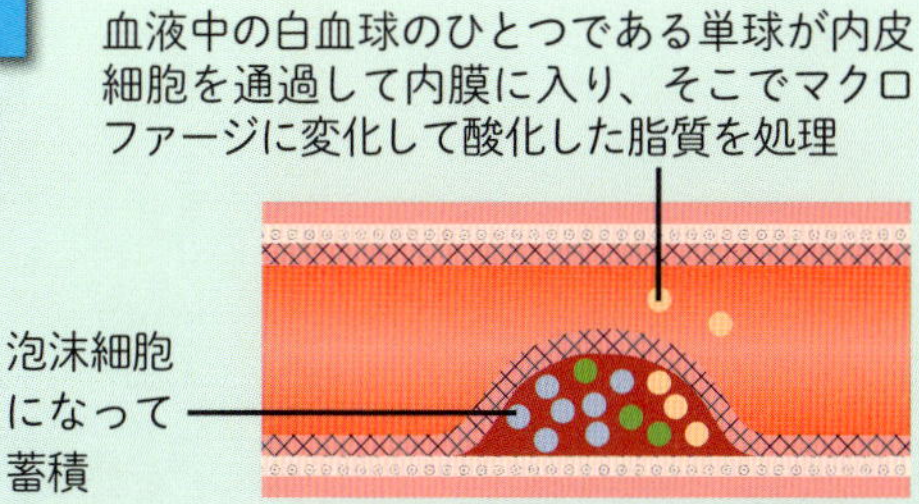

血液中の白血球のひとつである単球が内皮細胞を通過して内膜に入り、そこでマクロファージに変化して酸化した脂質を処理
泡沫細胞になって蓄積

異物（酸化した悪玉コレステロール）を察知した体は白血球を傷口に送るが、その白血球がマクロファージから、泡沫細胞となり、血管の内膜にコブをつくる。

3

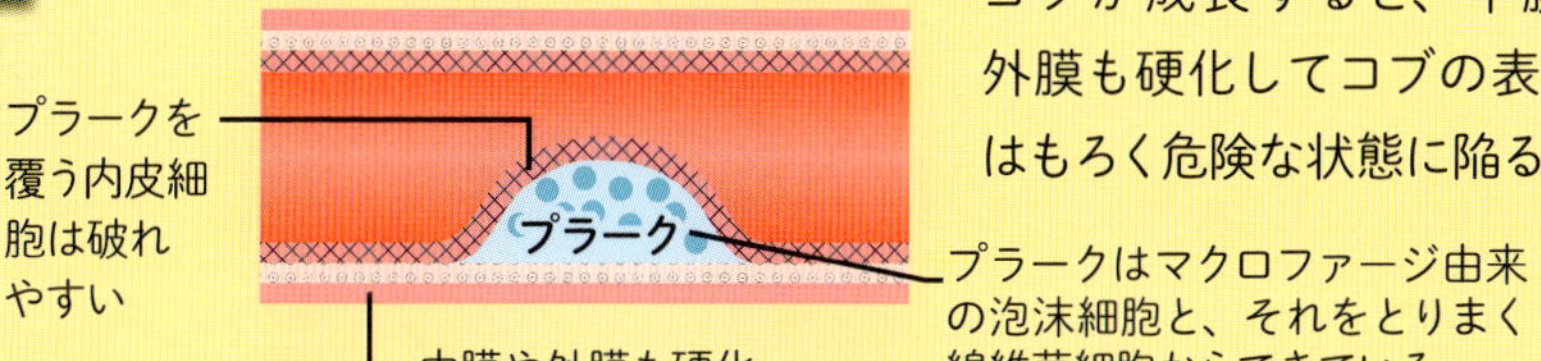
プラークを覆う内皮細胞は破れやすい
中膜や外膜も硬化
プラークはマクロファージ由来の泡沫細胞と、それをとりまく線維芽細胞からできている

コブが成長すると、中膜、外膜も硬化してコブの表面はもろく危険な状態に陥る。

4

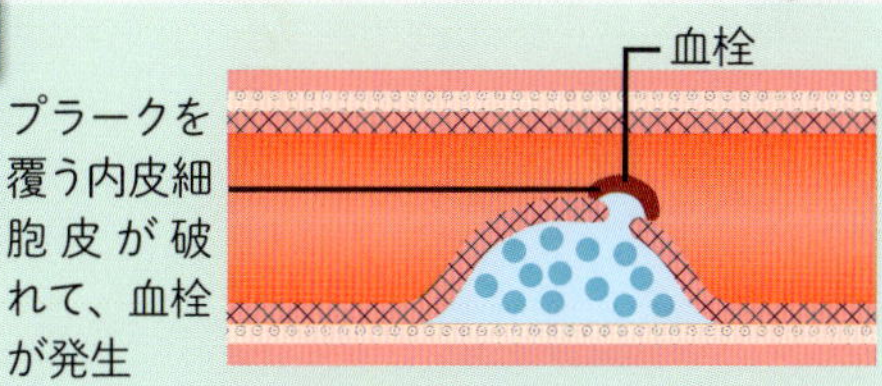

プラークを覆う内皮細胞皮が破れて、血栓が発生

コブが破れて血栓が生まれ、その血栓が血流に乗って脳や心臓につまると、脳梗塞や心筋梗塞を発症する。

傷つきやすい血管壁の内皮細胞だが、新しくつくり変えられているので大切に使えば120年もつそう。劣化するメカニズムを確認しておこう。

51 風邪を引きやすい人はＨＤＬ40㎎／㎗を切ってないかチェック

医師と相談しながら、最適値を知ろう！

コレステロール値が高いと、動脈硬化のリスクが高まります。とはいえ低過ぎるのも危険です。**コレステロール値が低過ぎるのは、栄養状態が悪く免疫力が下がっている証拠です。**この状態では、肺炎、結核などの感染症、胃腸障害、呼吸器系疾患、がんなどにかかりやすくなります。身近な症状としては、風邪を引きやすくなります。

低コレステロールの目安値は、ＬＤＬコレステロールが70㎎／㎗以下、ＨＤＬコレステロール40㎎／㎗以下、総コレステロール１６０㎎／㎗以下です。これ以下になると、逆にコレステロール値を「上げる」努力をしたほうがいいでしょう。

コレステロール値が低くなり過ぎる原因はいくつか考えられます。**ひとつは、肝機能の低下。**ほかには、低栄養や体質的に肝臓からコレステロールを血液中に送り出すアポたんぱくが少ない、甲状腺ホルモンが増え過ぎている、がんが発生しているなど。何らかの障害が疑われることもあります。

コレステロール値は、**高血圧や糖尿病がなければ、少し高めがいい場合もあります。**自分の体質を考え医師と相談し、最適値を知りましょう。

低コレステロールの基準値	
LDL コレステロール	70 ㎎／dℓ以下
HDL コレステロール	40 ㎎／dℓ以下
総コレステロール	160 ㎎／dℓ以下

LDL コレステロールの基準値は 140㎎ /dℓ 未満。
大幅に数値が、高い・低い場合には医師と相談しながら体質を整えよう。

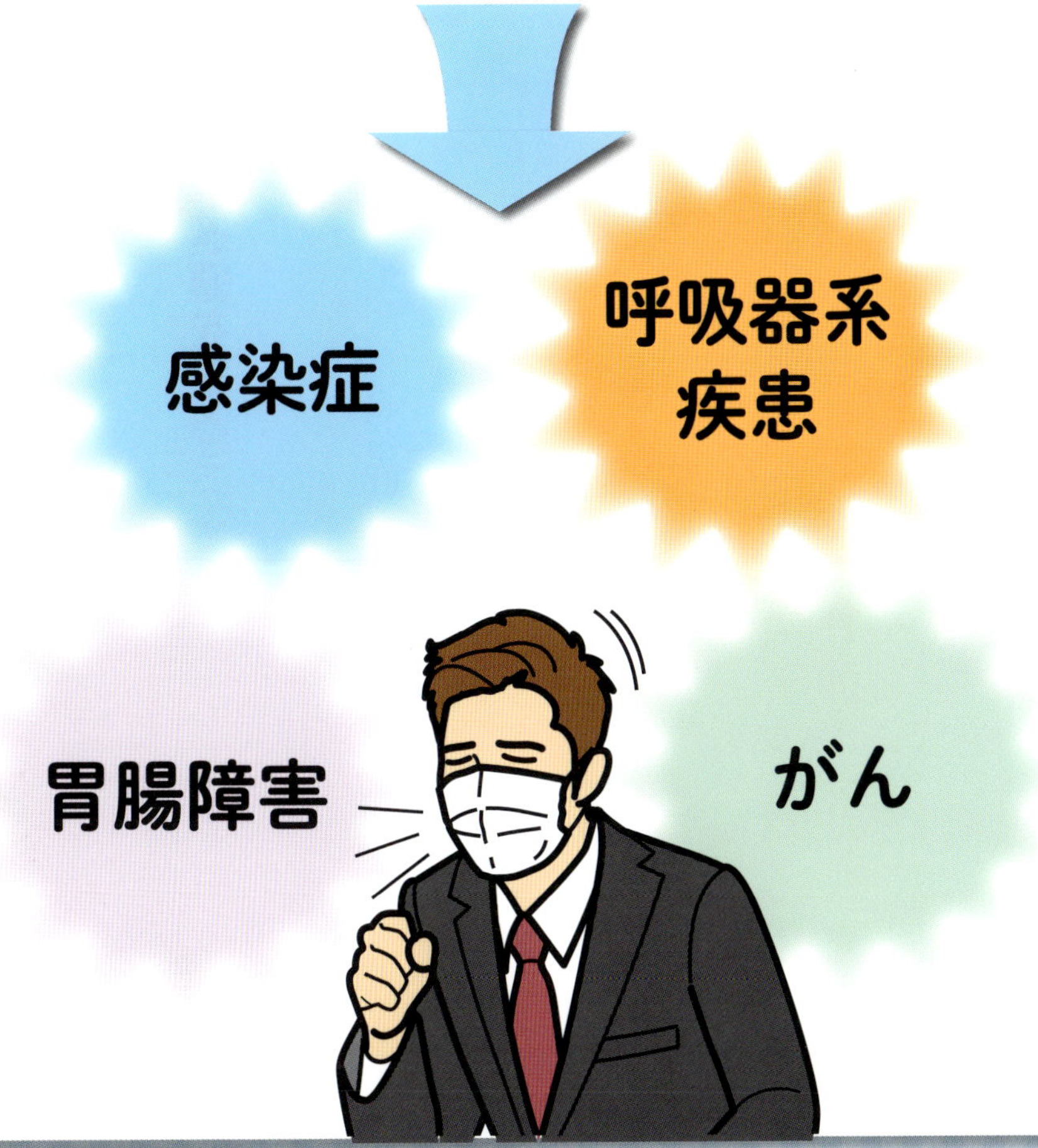

52 糖分のとり過ぎでも、中性脂肪は増える

中性脂肪こそ退治が必要！

中性脂肪は、食品から吸収されるものと、体内で肝臓や小腸で合成されるものがあります。**男性を悩ませるお腹まわりの「内臓脂肪」や、女性が気になる二の腕・腰まわりの「皮下脂肪」として、体内に多く蓄えられています。**食事のときに高脂肪食と糖質の高いアルコールを組み合わせてしまうと、食後の中性脂肪値を押し上げ、高中性脂肪症を発症、動脈硬化の原因になるので気を付けましょう。また、フルーツに由来する果糖のとり過ぎも要注意です。**肝臓での過剰な合成は、肝臓に脂肪がたまる「脂肪肝」の原因となります。**アルコールを飲まないのに脂肪がたまる非アルコール性脂肪肝には、「ナッシュ」と呼ばれる状態になっていることが多くあります。そのまま放置していると、肝硬変➡肝がんへと進行するリスクもあります。

また小腸での過剰な中性脂肪の合成は、急性すい炎を起こす場合があります。**高血糖・高血圧・脳梗塞・心筋梗塞へとつながる、すべての生活習慣病で最初に現れる兆候が「脂肪肝」です。**

もともと中性脂肪は、飢餓などの緊急用に蓄えられている脂肪なので、エネルギー源として利用

されれば、すぐに減っていきます。健康な状態では、中性脂肪値は食後に上昇し、脂肪分解酵素「リパーゼ」の働きによって10時間後に元に戻ります。

食後の高中性脂肪血症と違って、空腹時高中性脂肪血症は糖質の過剰摂取が主な原因です。

中性脂肪の基準値

30～150 mg/dl未満

健康診断では、血液中のトリグリセライド値で中性脂肪を測定。
基準値を超えると脂質異常症と診断される。

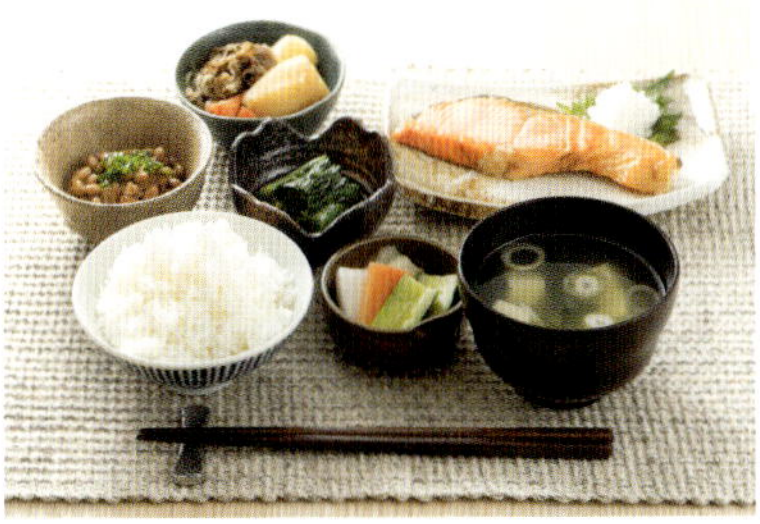

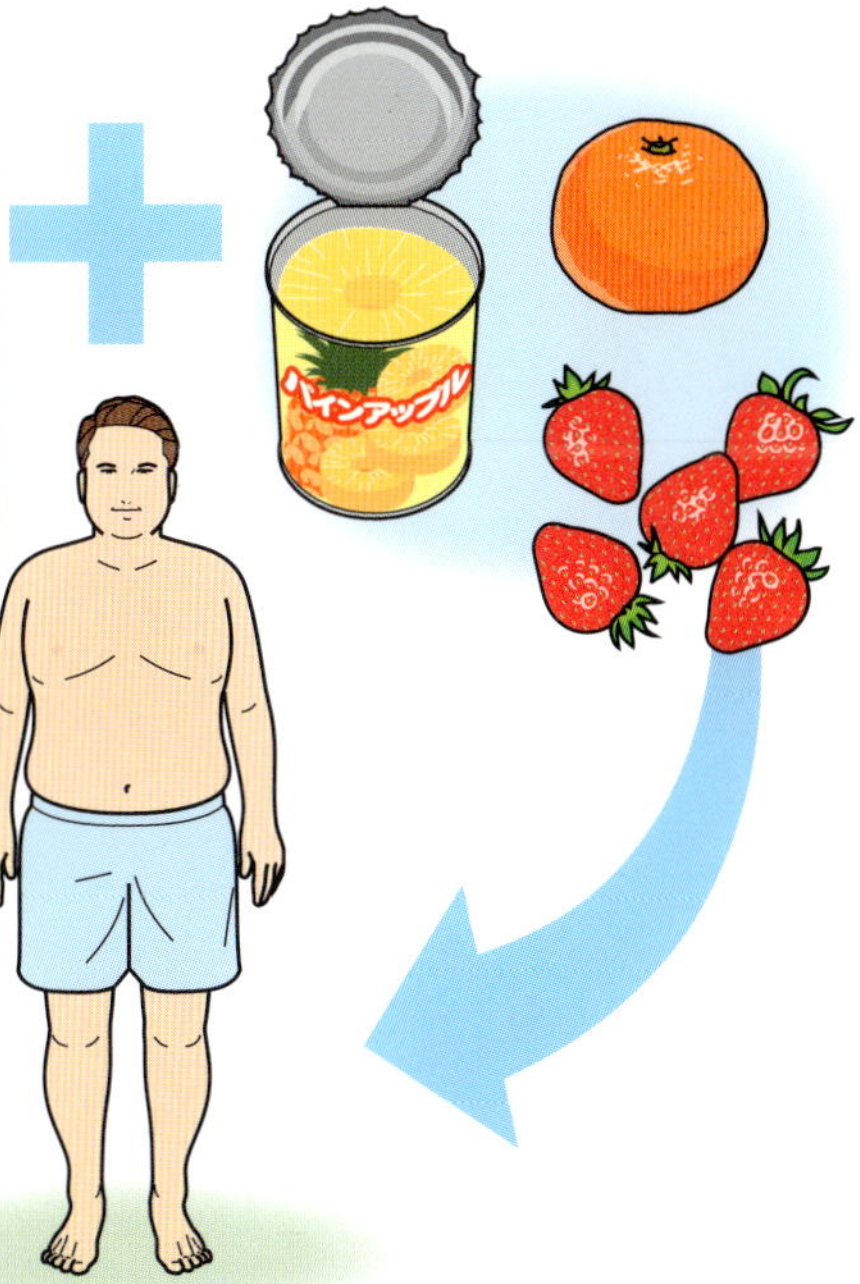

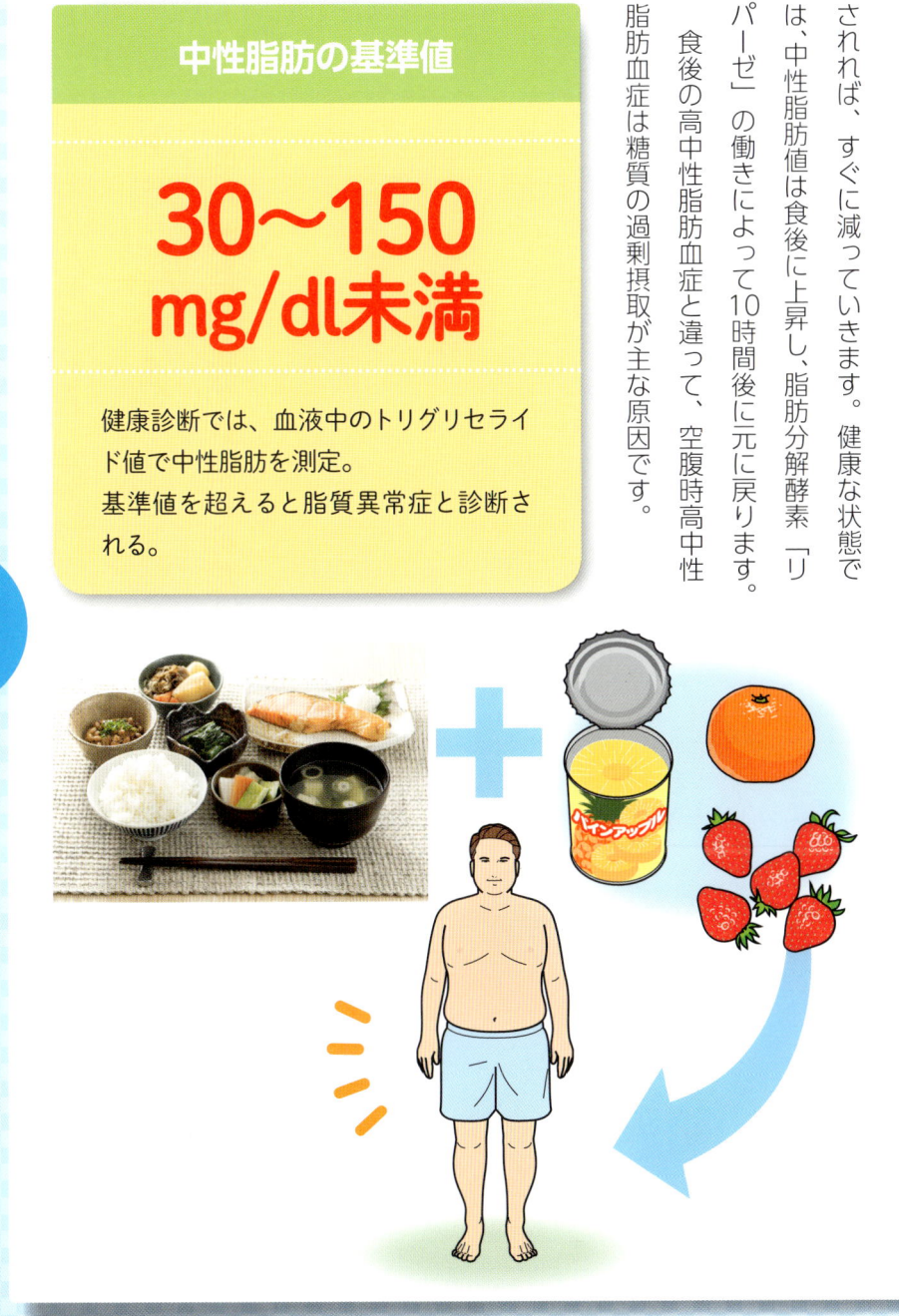

53

肥満を解消すれば、メタボから脱却できる！

内臓まわりの脂肪は、つきやすい反面、落ちやすい！

メタボリックシンドロームという言葉は、もちろんご存じですね。通称メタボ。

メタボの判定基準は「肥満」を前提としています。お腹まわりを測り、男性の場合85㎝以上、女性の場合90㎝以上で、腹部肥満（リンゴ型肥満）と判定されます。腹部肥満は内臓脂肪が多いのが特徴です。**腹部肥満に加え、「高血圧」「高血糖」「脂質異常」の中から2項目以上に該当すると、メタボとなります。**

ただし、LDLコレステロールの値が高い脂質異常はメタボには含まれません。メタボにおける脂質異常は、中性脂肪が高いか、HDLコレステロール値が低い場合のことをいいます。

メタボから脱却するためには、肥満を解消するのが最も手っ取り早い方法です。内臓の周りについた中性脂肪は、つきやすい反面、落ちやすいという特徴があるので、第5章で紹介したちょっとした運動によって、意外と簡単に燃焼していきます。さらに第2章の食事の秘訣を実行すれば、より効果がアップします。内臓脂肪を減らせば、当然、お腹まわりが引き締まり、メタボから脱却できるというわけですね！

メタボリックシンドロームの診断基準

1 肥満（内臓脂肪蓄積）チェック

腹囲（へその高さ）
男性　85cm 以上
女性　90cm 以上

＋

2 血清脂質チェック

中性脂肪が 150mg / dℓ以上、または HDL コレステロールが 40mg / dℓ未満

3 血圧チェック

最大血圧が 130mmHg 以上、または最小血圧が 85mmHg 以上

4 血糖値チェック

空腹時血糖値が 110mg / dℓ以上。
ヘモグロビン A1c の場合は、5.6 以上であれば要注意

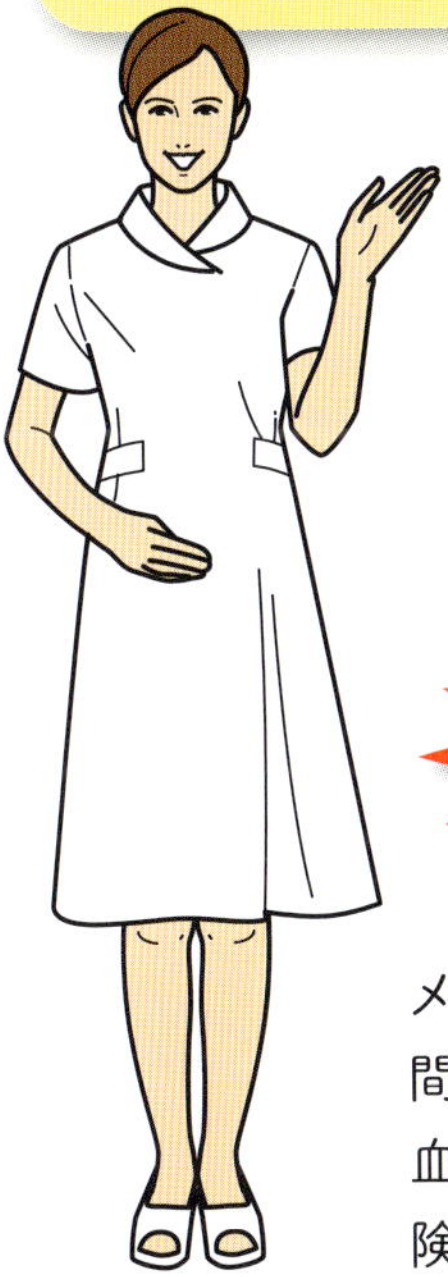

1 ＋ 2〜4 の 2項目
↓
メタボリックシンドローム

1 ＋ 2〜4 の 1項目
↓
メタボ予備軍

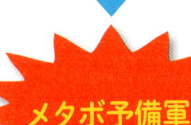

メタボリックシンドロームは、さまざまな生活習慣病の直接的、間接的な原因になる。少々中性脂肪が多くても、若干血圧や血糖値が高くても、肥満さえ克服してしまえば、メタボの危険性はなくなることも事実だ。

54 男女差があるメタボ判定は、不公平じゃない⁉

性別により、脂肪のたまりやすい部位は違った！

なぜ、男性と女性で肥満と判定されるお腹まわりの値が違うのでしょう？　女性のほうが男性よりも太く設定されるのはなぜ⁉　理由があります。

中性脂肪には、内臓脂肪と皮下脂肪があります。そして**男性には内臓脂肪が、女性には皮下脂肪がつきやすい傾向が**。女性に皮下脂肪がつきやすいのは、体温調整、外部の衝撃から子宮などを守るために、女性ホルモンが働いているからです。

肥満は、内臓脂肪によりお腹全体がふくれる「リンゴ型」と、皮下脂肪により下半身がふくれる「洋ナシ型」に区別されます。生活習慣病のリスクを増やすのは皮下脂肪ではなく内臓脂肪なので、皮下脂肪だけが多い場合はそれほど気にする必要はありません。女性に多い洋ナシ型で内臓脂肪が多過ぎるのは、お腹まわりが90㎝以上になったとき。だから値に男女差があるのですね。

少し中性脂肪が多くても、血圧や血糖値が正常なら、慌てなくて大丈夫ですが、**危険因子の数が増えれば、当然動脈硬化のリスクは高まります。**

つまりメタボは、危険因子が重なって起こる生活習慣病の発症を警告しているのです。心当たりのある人は、メタボ検診を受けてみましょう。

肥満の2つのタイプ

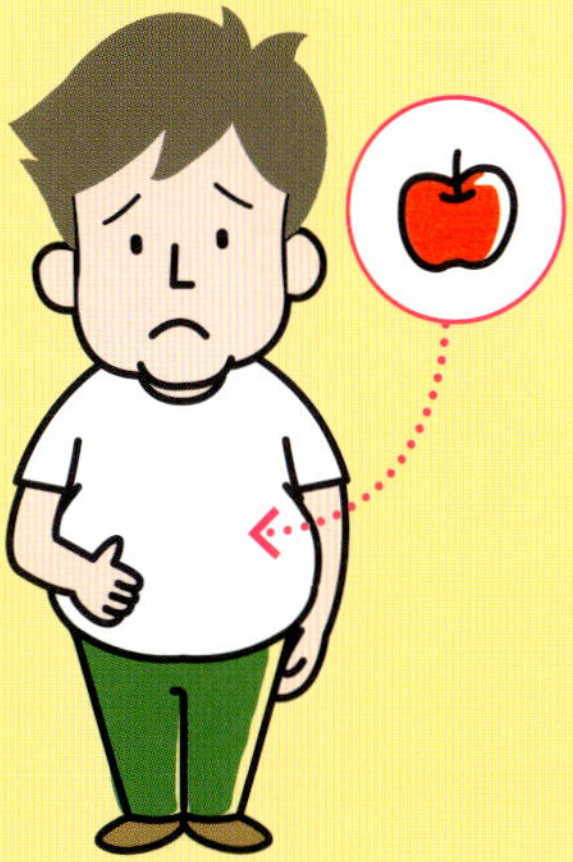

内臓脂肪型肥満の特徴

お腹まわりに脂肪がつき、体型がリンゴのように丸くなることから「リンゴ型肥満」とも呼ばれる。腹部CT検査で内臓脂肪面積が100㎠以上だと、内臓脂肪型肥満と判定される。BMIが25以上で、男性なら腹囲が85cm以上、女性なら腹囲90cm以上だと、内臓脂肪型肥満を疑う必要がある。内臓脂肪型肥満の人は、脂質異常、高血糖、高血圧のリスクが高いことが知られている。

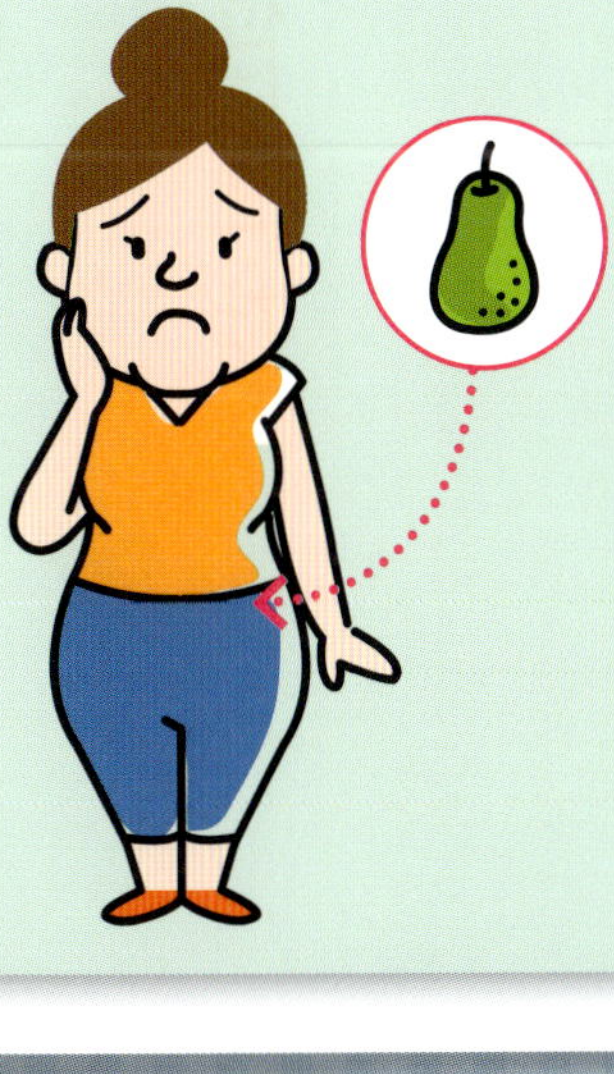

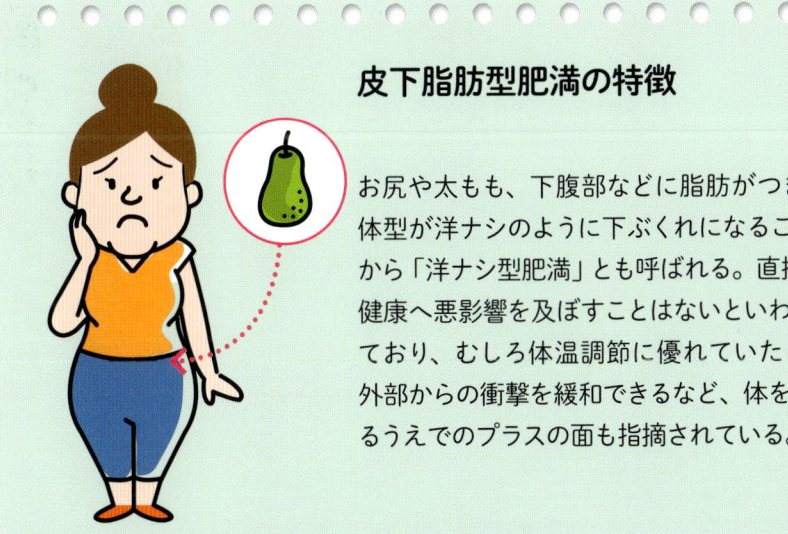

皮下脂肪型肥満の特徴

お尻や太もも、下腹部などに脂肪がつき、体型が洋ナシのように下ぶくれになることから「洋ナシ型肥満」とも呼ばれる。直接、健康へ悪影響を及ぼすことはないといわれており、むしろ体温調節に優れていたり、外部からの衝撃を緩和できるなど、体を守るうえでのプラスの面も指摘されている。

55

脂質異常のリスクが高まる時期は、男性は働きざかり、女性は閉経後！

基準値を超える前から、セルフケアをスタート！

脂質異常症に対する注意点は年齢や性別によっても変わり、全員に等しく効く万能薬はありません。

男性の場合、中性脂肪は、30～60歳の働き盛りに増えやすくなります。主な原因は仕事によるストレス、不規則な食事、飲酒、運動習慣の欠落などと考えられます。LDLコレステロール値、中性脂肪値が上がっているなら、すぐにセルフケアを始めましょう。

女性の場合、30代後半から中性脂肪が増え始め、閉経すると急激に上昇します。若いときにコレステロール値や血圧が男性より低いのは、女性ホルモンのエストロゲンが関与しているから。それまで低かったし、お酒もお飲まないからと安心していると、慌てかねません。

ある程度の年齢に達したら、食事や生活習慣の基準を見直しておきます。**男女を問わず、75歳を過ぎたら、今度はコレステロール値が低くなり過ぎないように気を付けましょう。**

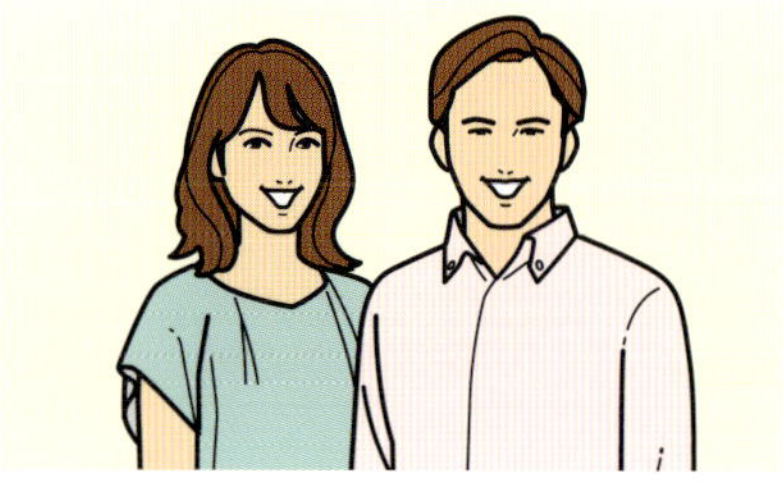

56 治療に「薬」を使うタイミングは？

半年たっても改善の見込みがない場合に検討

一般的に、脂質異常症が軽度から中度であれば、薬は使わず、食生活や運動による改善を目指します。治療を3～6カ月で徐々に効果が表れれば、気長に治療を続けます。しかし半年たっても一向に効果がなければ、薬の使用を検討します。

- スタチン系薬剤…肝臓でのコレステロールの合成を抑制。LDLコレステロールを下げる効果。副作用として肝障害や筋肉障害があるので注意。
- フィブラート系薬剤…中性脂肪の合成を抑え、HDLコレステロールを増やす。
- プロブコール…LDLコレステロールの酸化と血管壁への沈着を抑制。
- レジン…胆汁酸とコレステロールを体外へ排出。
- ニコチン酸誘導体…肝臓で中性脂肪合成を抑制。
- エゼチミブ…コレステロール吸収を阻害する
- 多価不飽和脂肪酸…オメガ3系脂肪酸のEPAやDHA

脂質異常症が遺伝による家族性高コレステロール血症の場合は、薬物治療が行なわれる場合があります。また、狭心症を経験した人や、糖尿病や高血圧症を合併している人も、薬の処方を併用することがあります。

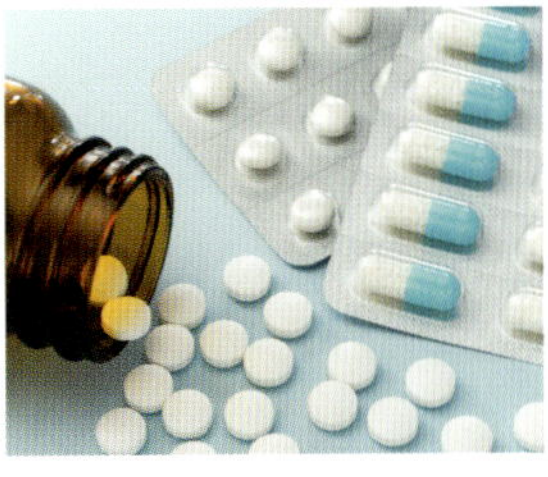

図解《ずかい》で改善《かいぜん》！　ズボラでもラクラク！

飲《の》んでも食《た》べても中性脂肪《ちゅうせいしぼう》 コレステロールがみるみる下《さ》がる！

著　者　板倉弘重（いたくら・ひろしげ）
発行者　押鐘太陽
発行所　株式会社三笠書房
〒102-0072　東京都千代田区飯田橋3-3-1
電話：(03) 5226-5734（営業部）
：(03) 5226-5731（編集部）
http://www.mikasashobo.co.jp
編集協力　コパニカス、ナイスク（松尾里央　岸正章　大島伸子
内海舜資　落合真彩、吉田正広）
本文デザイン・DTP　HOPBOX
本文イラスト協力　S・I・F
本文写真　©iStock、©フォトライブラリー
印刷　誠宏印刷
製本　若林製本工場

編集責任者　清水篤史
ISBN978-4-8379-2796-9